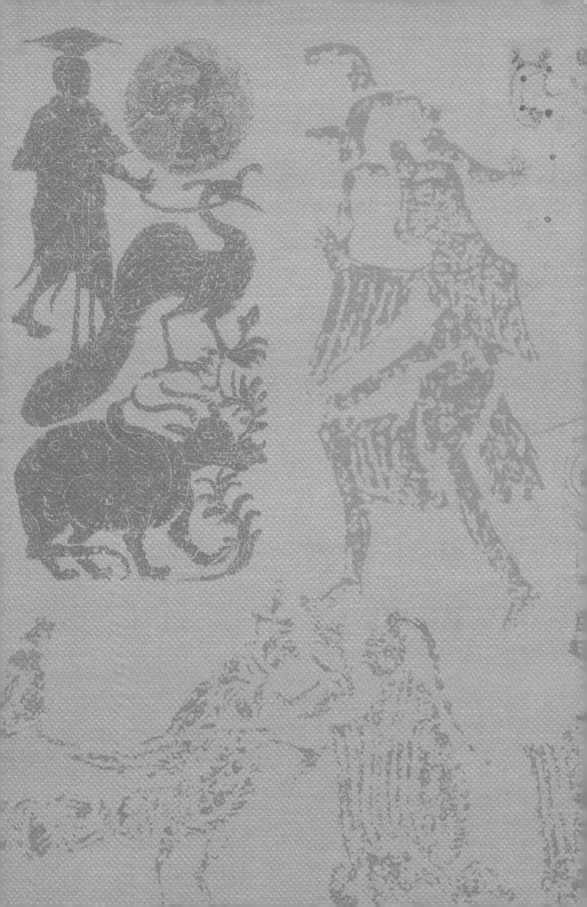

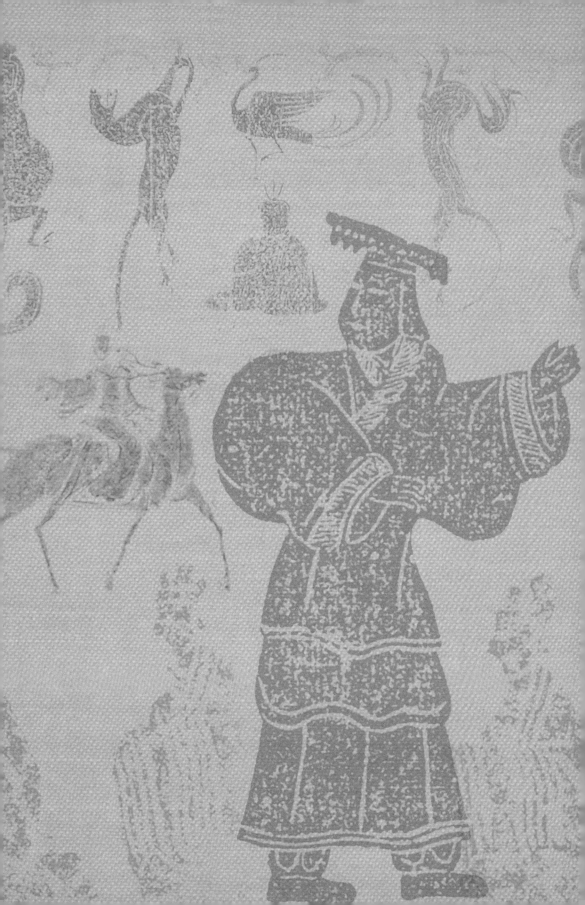

中国古医籍整理丛书

神农本经校注

清·莫枚士　辑注

郭君双　米　鹏　周　扬　校注

中国中医药出版社

·北　京·

图书在版编目（CIP）数据

神农本经校注/（清）莫枚士辑注；郭君双，米鹏，周扬校注. —北京：中国中医药出版社，2015.12（2023.1 重印）

（中国古医籍整理丛书）

ISBN 978 – 7 – 5132 – 3049 – 0

Ⅰ. ①神… Ⅱ. ①莫… ②郭… ③米… ④周… Ⅲ. ①《神农本草经》– 研究 Ⅳ. ①R281.2

中国版本图书馆 CIP 数据核字（2015）第 316481 号

中国中医药出版社出版

北京经济技术开发区科创十三街 31 号院二区 8 号楼
邮政编码 100176
传真 010 – 64405721
廊坊市祥丰印刷有限公司印刷
各地新华书店经销

开本 710×1000 1/16 印张 17 字数 144 千字
2015 年 12 月第 1 版 2023 年 1 月第 2 次印刷
书号 ISBN 978 – 7 – 5132 – 3049 – 0

定价 50.00 元
网址 www.cptcm.com

服 务 热 线 010 – 64405510
购 书 热 线 010 – 89535836
维 权 打 假 010 – 64405753

微信服务号 zgzyycbs
微商城网址 https://kdt.im/LIdUGr
官 方 微 博 http://e.weibo.com/cptcm
天猫旗舰店网址 https://zgzyycbs.tmall.com

如有印装质量问题请与本社出版部联系（010 – 64405510）
版权专有 侵权必究

国家中医药管理局
中医药古籍保护与利用能力建设项目
组织工作委员会

前 言

中医药古籍是传承中华优秀文化的重要载体，也是中医学传承数千年的知识宝库，凝聚着中华民族特有的精神价值、思维方法、生命理论和医疗经验，不仅对于传承中医学术具有重要的历史价值，更是现代中医药科技创新和学术进步的源头和根基。保护和利用好中医药古籍，是弘扬中国优秀传统文化、传承中医学术的必由之路，事关中医药事业发展全局。

1949 年以来，在政府的大力支持和推动下，开展了系统的中医药古籍整理研究。1958 年，国务院科学规划委员会古籍整理出版规划小组在北京成立，负责指导全国的古籍整理出版工作。1982 年，国务院古籍整理出版规划小组召开全国古籍整理出版规划会议，制定了《古籍整理出版规划（1982—1990）》，卫生部先后下达了两批 200 余种中医古籍整理任务，掀起了中医古籍整理研究的新高潮，对中医文化与学术的弘扬、传承和发展，发挥了极其重要的作用，产生了不可估量的深远影响。

2007 年《国务院办公厅关于进一步加强古籍保护工作的意见》明确提出进一步加强古籍整理、出版和研究利用，以及

"保护为主、抢救第一、合理利用、加强管理"的方针。2009年《国务院关于扶持和促进中医药事业发展的若干意见》指出，要"开展中医药古籍普查登记，建立综合信息数据库和珍贵古籍名录，加强整理、出版、研究和利用"。《中医药创新发展规划纲要（2006—2020）》强调继承与创新并重，推动中医药传承与创新发展。

2003～2010年，国家财政多次立项支持中国中医科学院开展针对性中医药古籍抢救保护工作，在中国中医科学院图书馆设立全国唯一的行业古籍保护中心，影印抢救濒危珍本、孤本中医古籍1640余种；整理发布《中国中医古籍总目》；遴选351种孤本收入《中医古籍孤本大全》影印出版；开展了海外中医古籍目录调研和孤本回归工作，收集了11个国家和2个地区137个图书馆的240余种书目，基本摸清流失海外的中医古籍现状，确定国内失传的中医药古籍共有220种，复制出版海外所藏中医药古籍133种。2010年，国家财政部、国家中医药管理局设立"中医药古籍保护与利用能力建设项目"，资助整理400余种中医药古籍，并着眼于加强中医药古籍保护和研究机构建设，培养中医古籍整理研究的后备人才，全面提高中医药古籍保护与利用能力。

在此，国家中医药管理局成立了中医药古籍保护和利用专家组和项目办公室，专家组负责项目指导、咨询、质量把关，项目办公室负责实施过程的统筹协调。专家组成员对古籍整理研究具有丰富的经验，有的专家从事古籍整理研究长达70余年，深知中医药古籍整理研究的重要性、艰巨性与复杂性，履行职责认真务实。专家组从书目确定、版本选择、点校、注释等各方面，为项目实施提供了强有力的专业指导。老一辈专家的学术水平和智慧，是项目成功的重要保证。项目承担单位山东中医药大学、南京中医药大学、上海中医药大学、福建中医药大学、浙江省中医药研究院、陕西省中医药研究院、河南省中医药研究院、辽宁中医药大学、成都中医药大学及所在省市中医药管理部门精心组织，充分发挥区域间互补协作的优势，并得到承担项目出版工作的中国中医药出版社大力配合，全面推进中医药古籍保护与利用网络体系的构建和人才队伍建设，使一批有志于中医学术传承与古籍整理工作的人才凝聚在一起，研究队伍日益壮大，研究水平不断提高。

本着"抢救、保护、发掘、利用"的理念，该项目重点选择近60年未曾出版的重要古医籍，综合考虑所选古籍的保护价值、学术价值和实用价值。400余种中医药古籍涵盖了医经、基础理论、诊法、伤寒金匮、温病、本草、方书、内科、外科、女科、儿科、伤科、眼科、咽喉口齿、针灸推拿、养生、医案医话医论、医史、临证综合等门类，跨越唐、宋、金元、明以迄清末。全部古籍均按照项目办公室组织完成的行业标准《中医古籍整理规范》及《中医药古籍整理细则》进行整理校注，绝大多数中医药古籍是第一次校注出版，一批孤本、稿本、抄本更是首次整理面世。对一些重要学术问题的研究成果，则集中收录于各书的"校注说明"或"校注后记"中。

"既出书又出人"是本项目追求的目标。近年来，中医药古籍整理工作形势严峻，老一辈逐渐退出，新一代普遍存在整理研究古籍的经验不足、专业思想不坚定等问题，使中医古籍整理面临人才流失严重、青黄不接的局面。通过本项目实施，搭建平台，完善机制，培养队伍，提升能力，经过近5年的建设，锻炼了一批优秀人才，老中青三代齐聚一堂，有效地稳定了研究队伍，为中医药古籍整理工作的开展和中医文化与学术的传承提供必备的知识和人才储备。

本项目的实施与《中国古医籍整理丛书》的出版，对于加强中医药古籍文献研究队伍建设、建立古籍研究平台，提高古籍整理水平均具有积极的推动作用，对弘扬我国优秀传统文化，推进中医药继承创新，进一步发挥中医药服务民众的养生保健与防病治病作用将产生深远影响。

第九届、第十届全国人大常委会副委员长许嘉璐先生，国家卫生计生委副主任、国家中医药管理局局长、中华中医药学会会长王国强先生，我国著名医史文献专家、中国中医科学院马继兴先生在百忙之中为丛书作序，我们深表敬意和感谢。

由于参与校注整理工作的人员较多，水平不一，诸多方面尚未臻完善，希望专家、读者不吝赐教。

国家中医药管理局中医药古籍保护与利用能力建设项目办公室

二〇一四年十二月

许 序

"中医"之名立，迄今不逾百年，所以冠以"中"字者，以别于"洋"与"西"也。慎思之，明辨之，斯名之出，无奈耳，或亦时人不甘泯没而特标其犹在之举也。

前此，祖传医术（今世方称为"学"）绵延数千载，救民无数；华夏屡遭时疫，皆仰之以度困厄。中华民族之未如印第安遭染殖民者所携疾病而族灭者，中医之功也。

医兴则国兴，国强则医强。百年运衰，岂但国土肢解，五千年文明亦不得全，非遭泯灭，即蒙冤扭曲。西方医学以其捷便速效，始则为传教之利器，继则以"科学"之冕畅行于中华。中医虽为内外所夹击，斥之为蒙昧，为伪医，然四亿同胞衣食不保，得获西医之益者甚寡，中医犹为人民之所赖。虽然，中国医学日益陵替，乃不可免，势使之然也。呜呼！覆巢之下安有完卵？

嗣后，国家新生，中医旋即得以重振，与西医并举，探寻结合之路。今也，中华诸多文化，自民俗、礼仪、工艺、戏曲、历史、文学，以至伦理、信仰，皆渐复起，中国医学之兴乃属必然。

迄今中医犹为国家医疗系统之辅，城市尤甚。何哉？盖一则西医赖声、光、电技术而于20世纪发展极速，中医则难见其进。二则国人惊羡西医之"立竿见影"，遂以为其事事胜于中医。然西医已自觉将入绝境：其若干医法正负效应相若，甚或负远逾于正；研究医理者，渐知人乃一整体，心、身非如中世纪所认定为二对立物，且人体亦非宇宙之中心，仅为其一小单位，与宇宙万象万物息息相关。认识至此，其已向中国医学之理念"靠拢"矣，虽彼未必知中国医学何如也。唯其不知中国医理何如，纯由其实践而有所悟，益以证中国之认识人体不为伪，亦不为玄虚。然国人知此趋向者，几人？

国医欲再现宋明清高峰，成国中主流医学，则一须继承，一须创新。继承则必深研原典，激清汰浊，复吸纳西医及我藏、蒙、维、回、苗、彝诸民族医术之精华；创新之道，在于今之科技，既用其器，亦参照其道，反思己之医理，审问之，笃行之，深化之，普及之，于普及中认知人体及环境古今之异，以建成当代国医理论。欲达于斯境，或需百年欤？予恐西医既已醒悟，若加力吸收中医精粹，促中医西医深度结合，形成21世纪之新医学，届时"制高点"将在何方？国人于此转折之机，能不忧虑而奋力乎？

予所谓深研之原典，非指一二习见之书、千古权威之作；就医界整体言之，所传所承自应为医籍之全部。盖后世名医所著，乃其秉诸前人所述，总结终生行医用药经验所得，自当已成今世、后世之要籍。

盛世修典，信然。盖典籍得修，方可言传言承。虽前此50余载已启医籍整理、出版之役，惜旋即中辍。阅20载再兴整理、出版之潮，世所罕见之要籍千余部陆续问世，洋洋大观。

今复有"中医药古籍保护与利用能力建设"之工程，集九省市专家，历经五载，董理出版自唐迄清医籍，都400余种，凡中医之基础医理、伤寒、温病及各科诊治、医案医话、推拿本草，俱涵盖之。

噫！璐既知此，能不胜其悦乎？汇集刻印医籍，自古有之，然孰与今世之盛且精也！自今而后，中国医家及患者，得览斯典，当于前人益敬而畏之矣。中华民族之屡经灾难而益蕃，乃至未来之永续，端赖之也，自今以往岂可不后出转精乎？典籍既蜂出矣，余则有望于来者。

谨序。

第九届、十届全国人大常委会副委员长

许嘉璐

二〇一四年冬

王 序

　　中医学是中华民族在长期生产生活实践中，在与疾病作斗争中逐步形成并不断丰富发展的医学科学，是中国古代科学的瑰宝，为中华民族的繁衍昌盛作出了巨大贡献，对世界文明进步产生了积极影响。时至今日，中医学作为我国医学的特色和重要医药卫生资源，与西医学相互补充、相互促进、协调发展，共同担负着维护和促进人民健康的任务，已成为我国医药卫生事业的重要特征和显著优势。

　　中医药古籍在存世的中华古籍中占有相当重要的比重，不仅是中医学术传承数千年最为重要的知识载体，也是中医为中华民族繁衍昌盛发挥重要作用的历史见证。中医药典籍不仅承载着中医的学术经验，而且蕴含着中华民族优秀的思想文化，凝聚着中华民族的聪明智慧，是祖先留给我们的宝贵物质财富和精神财富。加强对中医药古籍的保护与利用，既是中医学发展的需要，也是传承中华文化的迫切要求，更是历史赋予我们的责任。

　　2010 年，国家中医药管理局启动了中医药古籍保护与利用能力建设项目。这既是传承中医药的重要工程，也是弘扬优秀民族文化的重要举措，不仅能够全面推进中医药的有效继承和创新发展，为维护人民健康作出贡献，也能够彰显中华民族的璀璨文化，为实现中华民族伟大复兴的中国梦作出贡献。

相信这项工作一定能造福当今，嘉惠后世，福泽绵长。

国家卫生和计划生育委员会副主任

国家中医药管理局局长

中华中医药学会会长

王国强

二〇一四年十二月

马 序

　　新中国成立以来，党和国家高度重视中医药事业发展，重视古籍的保护、整理和研究工作。自 1958 年始，国务院先后成立了三届古籍整理出版规划小组，分别由齐燕铭、李一氓、匡亚明担任组长，主持制定了《整理和出版古籍十年规划（1962—1972）》《古籍整理出版规划（1982—1990）》《中国古籍整理出版十年规划和"八五"计划（1991—2000）》等，而第三次规划中医药古籍整理即纳入其中。1982 年 9 月，卫生部下发《1982—1990 年中医古籍整理出版规划》，1983 年 1 月，中医古籍整理出版办公室正式成立，保证了中医古籍整理出版规划的实施。2002 年 2 月，《国家古籍整理出版"十五"（2001—2005）重点规划》经新闻出版署和全国古籍整理出版规划领导小组批准，颁布实施。其后，又陆续制定了国家古籍整理出版"十一五"和"十二五"重点规划。国家财政多次立项支持中国中医科学院开展针对性中医药古籍抢救保护工作，文化部在中国中医科学院图书馆专门设立全国唯一的行业古籍保护中心，国家先后投入中医药古籍保护专项经费超过 3000 万元，影印抢救濒危珍、善、孤本中医古籍 1640 余种，开展了海外中医古籍目录调研和孤本回归工作。2010 年，国家财政部、国家中医药管理局安排国家公共卫生专项资金，设立了"中医药古籍保护与利用能力建设项目"，这是继 1982～1986 年第一批、第二批重要中医药古籍整理之后的又一次大规模古籍整理工程，重点整理新中国成立后未曾出版的重要古籍，目标是形成并普及规范的通行本、传世本。

为保证项目的顺利实施，项目组特别成立了专家组，承担咨询和技术指导，以及古籍出版之前的审定工作。专家组中的许多成员虽逾古稀之年，但老骥伏枥，孜孜不倦，不仅对项目进行宏观指导和质量把关，更重要的是通过古籍整理，以老带新，言传身教，培养一批中医药古籍整理研究的后备人才，促进了中医药古籍保护和研究机构建设，全面提升了我国中医药古籍保护与利用能力。

作为项目组顾问之一，我深感中医药古籍保护、抢救与整理工作的重要性和紧迫性，也深知传承中医药古籍整理经验任重而道远。令人欣慰的是，在项目实施过程中，我看到了老中青三代的紧密衔接，看到了大家的坚持和努力，看到了年轻一代的成长。相信中医药古籍整理工作的将来会越来越好，中医药学的发展会越来越好。

欣喜之余，以是为序。

中国中医科学院研究员

马继兴

二〇一四年十二月

校注说明

《神农本经校注》一书，系晚清医家莫枚士辑注，成书于1900年。全书3卷，对《神农本草经》365种药物进行诸多文献的校勘注释研究。

莫枚士（1836—1907），字文泉，号苕川迂叟，浙江归安（今湖洲）人。同治九年（1870）举人，而二试礼部不第。后因战乱避乱海上，研读典籍及医书，于咸丰季拜师于吴江名医王宝书，并得其辨脉处方，参互辨病之要法，在学习医学典籍的基础之上，结合文字训诂，对病名、证名、方、药、医理等，进行阐释，随笔记录著作有八种之多。惜因辗转变迁而书稿丢失较多，现保留下的著作有：1879年著《研经言》4卷；1884年著《经方释例》3卷，附录1卷；1884年重订费函《虚邪论》；1900年辑注《神农本经校注》3卷。其中除《虚邪论》为稿本外，余三种均为早期初刻的"月河莫氏"家刻本。

一、校勘原则

四校法综合运用：①对校法：不同版本之间进行对校，凡与底本有异者，出校语以示传本之间的关系。②他校与理校法：凡文中引用的医籍或辞书，尽量用原书核对，有异议处出校语说明。由于莫氏案语旁征博引，引文出典较多，如《内经》《说文》《尔雅》《诗经》等，故整理中选用《黄帝内经素问》明顾从德本，《伤寒论》仲景全书本，《金匮要略方论》明刊本，《周礼》《诗经》《毛诗正义》《孟子》十三经注疏本，《说文解字段注》经韵楼本，《玉篇》泽存堂本，《广韵》周祖膜校本，《释文》宋元递修本，《文选》胡克家本等文献内容，进行了他校处理。凡与底本有异，或原义不明者出校语说明。当文理与医理有矛盾处，以服从医理为校注原则。③本校法：某些字句应用前后不一致者（如目录与正文、前后文义、用字不统一等），以本校法处理。

1. 底本选择　以《神农本经校注》月河莫氏家刻本为底本。序言落款为"光绪庚子（1900）孟冬笤川迁叟自叙"；书封有"四明曹炳章"收藏之印；行款每半页10行，每行20字，单鱼尾；书口有"神农本经"；版心印有"月河莫氏"。通过版本调查，上海中医药大学所藏与《中国本草全书》影印本行款相同，版心有"月河莫氏"，书封有"吴□皑印""□□"印章二枚，仅收藏家不同，应属同一版本系统。

2. 对校本　①唐本系统：陶弘景《本草经集注》敦煌本、《千金要方》日本江户医学本等。②宋本系统：《重修政和经史证类备用本草》金刻本（简称《证类》）、《经史证类大观本草》元刊本（简称《大观》）、《本草纲目》金陵本、江西本（简称《纲目》）。③《神农本草经》单行本系统：明·卢复《神农本草经》（简称"卢本"）、清·孙星衍《神农本草经》（简称"孙本"）、顾观光《神农本草经》（简称"顾本"）、张璐《本经逢原》、日人森立之《本草经考注》（简称"森立之本"）、徐灵胎《神农本草经百种录》、陈修园《神农本草经读》等。

二、原文处理方法

1. 保留对莫序、凡例、正文中莫氏案语及药名的原貌，充分体现莫氏对《神农本草经》的整理特点。凡诸本有异文一般不作改动，但出校语说明倾向性意见。有重要脱漏处据书证补入，如：原脱《神农本草经序例》标题，今据顾尚之本及《本草经集注》《千金》《证类》陶序补入"序录"二字,以示《神农本草经》传承性。

2. 凡属《本经》别名者,莫书无"一名"二字,今据《大观》《证类》等书证补入。凡为《别录》别名者,保持原貌,但出校语说明。

3. 文中有两处段落及语句下有"句""七字一句"小字注,是作者助读句读的文字标记。本次整理为了顺畅阅读,予以新句读,故删除此二处句读标记词。

4. 由于本书是对《神农本草经》校勘与注释的研究,在一些药物专论及案语中,莫氏采用夹叙夹议的写作方法,有大量的书证引文,我们经过核对原文,分为以下几种情况:凡引用文献内容经核实完全相符者(如《说文》《尔雅》等的原文),加引号;属意引者,不加引号;文中引用的文献属于条目者(如《纲目》"亚麻"),加引号。凡着重训释的字词及莫案引《本经》主治内容者,均加引号,以示强调。

三、文字处理

1. 采用现代标点方法,对原书进行句读。

2. 原书为繁体竖排,今改为简体横排,酌情保留部分繁体字。

3. 难字词校注中出注音注释,便于读者阅读。以下情况例外:

(1)药名用字的疑难字,凡在原文中有具体释义者,仅使用拼音与直音作注,不再释义。如"莪,芜菁也,陈楚曰蘴"。注:"蘴(fēng):音风。"

(2)疑难字中,无同音字,或者同音字亦为疑难字者,仅采用拼音注音,不再用直音。如"虿(chài):蝎的别名"。

4. 明显误字、倒字、俗字,径改为规范字;为了训诂的需要,保留原药名及部分繁体字、古今字,如菁实、黄耆、地肤子、石龙蒭、茈胡、芎藭、欻、膗胀、艸、鞠窮等。其他繁体字、异体字、古今字，如不涉及训诂，径用规范字。通假字首见处出注说明。

5. 该书避讳字，不影响文义者不改，影响文义者改为原字，并出校说明。

序

　　梁《七录》始载有《神农本草经》三卷，而《隋志》因之，当即陶隐居编《别录》所据之本也。唐宋以来，修本草者皆用陶书，而单行本遂微。今所传本大都从《太平御览》及《政和本草》中辑出，虽非《梁录》之旧，犹是陶序之遗。其三百六十五种之目，明·李时珍称为宋本原文，的然可信。今观其书药名多合于《尔雅》，病名悉合乎《内经》，可以正陆《疏》、郭《注》之异同，可以考汉法唐方之正变。凡治经业医之士，皆当宝之，岂诸家本草所可同日语哉！医关人命，尤宜致力。北宋人不云乎用《神农》之品无不效，用《别录》之品即有不效者。呜呼！尽之已。第以其词浑雅，其义深远，自非浅学所能晓，加以舛讹脱衍不一而足，至于药物名实之是非，本非墨守旧说所可尽读之。往往掩卷而叹，四十年来有得辄记，随时弃改。今年八八，精力难继，姑录所存，以俟习斯术者择焉。

光绪庚子孟冬茗川迂叟自叙

凡　例

　　余成是书晚，所引证书向多借阅于人，久病健忘，恐未免张冠李戴之诮，愿有同志，逐将原书对勘一过，则幸甚。

　　存佚书，本应分别引证，今以文繁，概从《证类》《纲目》所载。

　　说，本应备引原文，今以文繁，概约其词旨。

　　诸家同异，本应辨晰以去惑，如经生家例，今以文繁不辨，但著其说之是者。

神农本经释例

凡药名称天者，本乎上也；人者，本乎中也；地者，本乎下也。间有不合者，另有义。

凡药名称雲者，言其气润；雪者，言其气寒；霜者，言其干屑；露者，言其败露。

凡药名称山、水、泽者，皆以所生地言，言定须生此者也。

凡药名称王者，尊大之也；卿者，贵异之也；使及督者，专任之也；丈人及翁者，状其苍老多须；女者，状其柔弱而纤。

凡药名称秦者，秦读为"稦"，盛之也。《说文》"稦，籀文作桼，从秝"，"秝，稀疏适秝也"。余如"从至为臻"，《广韵》云至也，当是盛至，从艸为蓁，草盛貌。从扌为揍，聚也。从木为榛，乃小栗之成捄者，亦聚也，聚亦盛也。从车为轃，《说文》云大车簀也，大亦盛也。从氵为溱。《灵枢》谓汗盛出为"溱溱"。从虫为螓，言声之盛。从牛为㹀，言体之盛。以此推之，药名为秦芃、秦椒、秦皮、秦龟等，其为地名与否，不辨可知。浅人偶见此等药，有出秦地者概作秦地解，非。称蜀者，大之也。凡物大者，独见。故《尔雅》云"独者，蜀"。称吴者，亦大之也。《说文》"吴，大言也"，《方言》"吴，大也"。称胡者，亦大之也。如大蒜大于小蒜，故云胡蒜。称巴者，肥之也。惟阿胶、代赭二味则称地名，盖必须彼处所出也。称石者，小之也。不必定出石间。

凡药名称为马者，高大之也；牛者，肥大之也；羊者，言其似；鹿者，言其野；猪者，言其肥小；狗者，言其小；兔与鼠，皆言其次小。皆以形言。虎者，威武之也；狼与豺者，粗暴之也。皆以状言。

凡药名称鸡者，灵动之也，亦状其腹大。鸡，奚声。《说文》"奚，大腹也"。故役人腹大者，曰女奚、曰奚奴。小儿病腹大曰丁奚。而"鸡"字，亦或省作"奚"。《本经》乌头一名奚毒，谓其可以毒鸡也。引申之为羽族腹大者之称。如呼雉属为野鸡、山鸡、竹鸡、麦鸡、英鸡，呼蜚蠊之属为灶鸡、莎鸡、樗鸡，皆是。甚至蛙为水鸡，芝栭之属为木鸡，则但腹大而非羽族者，亦冒其称，故皆治腹内病居多。

凡药名称爵者，古"雀"字。《孟子》"为丛驱爵"是也，乃色杂不一之谓，或青黑之谓。如《书》云雀弁之例，称燕者黑色。

凡药名称龙者，宠异之也。蛇者，但异之也。

凡药别名各有义，顾名思义亦关治疗。如芫名去水，蝼蛄名蛳疣之类，不可忽视。惜误字多，意指远未易骤晓。

凡药名恒随时代改易，引诸家书释《本经》者，不可不知所分别。

凡言味气，多以甘兼淡，酸兼涩，平兼凉。其中品药中，亦多有小毒者，当取诸家书读之。

凡言主治有两药相类，而列症先后不同者，各举其所最长者言，勿因其词同而混视之。

凡言主治称身体者，全乎表也。称五脏者，半表半里也。称六腑及肠胃者，全乎里也。其兼称者，其兼治者也。知此始可与言《本经》药性。

凡言主治称病名，如死肌寒热、强痉、瘦、欬逆上气、泄利白沃、蛳疮痛胀、闭癃、盲聋、泪出亦作"泣出"、烦满漏下、消渴阴痿、黄疸、脓血痛肿、疽、痔、疥瘙、眩、惊悸绝伤、面黚、拘挛、火烂、水气、隐疹痒、跌筋结肉、疝瘕、疟、癫痫、邪狂易、短气、奔豚、淋露、乳难、脑动、心悬、少食常饥、鼻塞、绝子、螫、瘘、恶风、疼痹、淫肤膜酸、面皯、涕吐吸、秃、涎唾余沥、见鬼、不能喘息、疱皶、恚怒、缓带下重弱、囟不合、痂疥、崩中、厥、瞖眇、恶肉、呕吐、汗、忘、不嗜食、赤气惑、吐舌、瘰瘤核、鸣、衄、𤸄洗洗、冷癣癫淫淫、偏枯不仁、痣、瘰疬、魇缩痞引、瘈疭、夜啼、疣如刀刺、恐、痱、悲伤、恍惚不寐、摇头弄舌、遗溺、瞋瞑、㖞僻、哽噎、起脱次经文，不次病。凡百卅余种，皆当取《病源》《千金》《外台》等书读之，始知其状。《经》独不及哕，而仲景以橘皮治哕，则逆气即哕也。《说文》"哕，气牾也"。牾即逆，并详泉所撰《证原》① 中。

　　凡言主治称病之大名者，各以其类。如伤寒，则续断、牡蛎、贝母、半夏、常山、楝实。中风伤寒，则麻黄、厚朴。中风，则萎蕤、巴戟天、络石、黄耆、防风、杜若、石膏、芎䓖、白薇、泽兰、牡丹、马先蒿、枳实、乌头、大戟、衣鱼。温疟，则麝香、当归、麻黄、防己、羊踯躅、白头翁。伤寒温疟，则荛花、巴豆。风寒湿痹，则菖蒲、菊花、天门冬、术、牛膝、车前子、薏苡仁、泽泻、细辛、菴䕡子、柏实、干姜、枲②耳、蠡实、石龙芮、萆薢、薇衔、秦皮、乌头、天雄、别羁、蜀椒、蔓椒。邪气，则云母、消③石、朴消、紫石英、人参、木香、龙胆、白蒿、卷柏、香蒲、丹参、旋花、石龙刍、槐实、枸④杞、

---

① 证原：书名，又见莫著《研经言》自序中。今其书不见。
② 枲：原作"枭"，据目录改。
③ 消：原作"硝"，据目录改，余同。
④ 枸：原作"狗"，据目录改。

大枣、苦菜、石蜜、芍药、秦艽、百合、知母、紫草、石韦、王孙、栀子、芜荑、龙眼、彼子、桃仁、豚卵、石龙子、露蜂房、附子、鸢尾、青葙子、蛇含、白及、茵芋、牙子、姑活、屈草、蜀椒、皂荚、黄环、溲疏、松萝、药实根、腐婢、燕屎、虾蟆、蟹、樗鸡。伤中，则干地黄、麦冬、薯蓣、远志、石斛、苁蓉、胡麻、白胶、蜂子、桑螵蛸、桑白皮、秦椒、山茱萸、白马阴茎、狗茎、淮木。又温疾伤寒，则楝实。

以上皆各示所宜也。

凡言主治某病，多有自行申释者，疑古本只有大名华佗、仲景辈，乃别白之，今逐条注明。

凡言主治称益气者，皆破气。盖破邪气，即以益正气也。利血脉者，多破瘀血。盖破瘀血，即以利血脉也。皆言去邪后效，不专以补言。余如坚筋骨、长须发、强阴等，准此用者审之。

凡言久服神仙不老、轻身延年等，须通炼家言乃知之，自有传授，非可目为诬罔。上古作《本草》，不专为治病设也。

凡药例，取野生不取种生，故谷、蔬两部，藿不取大小豆，而取鹿藿、兔藿。其蕲、苋、荠，皆野生菜也。米不取禾、黍、稷、稻，而取薏苡、瞿麦，皆野生米也。其有非野生而功用可取者，如薯蓣、百合之属，不资灌溉，犹之野生者也。后世修本草者，漫为补遗，虽曰时势使然，要非《经》意。

凡药例，取大种不取别种。故言李不及梨，言枣不及柹①。盖李、枣其大种，梨、柹其别种也。观木李，一名木梨。羊枣

---

① 柹（shì 市）：古同"柿"。《说文》："柹，赤实果。"注："言果又言实者，实谓其中也。赤中与外同色惟柹……俗作柿。非。"从古音到今音，已约定俗成，取其原义为是。

即牛奶柿，可得其概。后世修本草者，漫为分别，亦非《经》意。

凡药例，取显效，不取微效。故根、叶、皮、子、骨、肉、羽、毛，只取一二而参差不齐，取其独胜独异为用也。后世修本草者，漫将一草木之根、叶、皮、子，一禽兽之骨、肉、羽、毛，尽行谱叙，仍恐偶效一时者，终不可为典要。历代本草家言，惟陶隐居、甄权为近之。

凡经文自《别录》朱墨书行①后，历久混淆，遂至诸家本各异。今据《千金》《太平御览》《证类本草》《纲目》从《证类》别出。故直称《纲目》、明·卢复本②、国朝徐灵胎本③、顾尚之本④校正。其称元大德本、明万历本、邹本，则据顾说。

凡药名称牡者，不必尽如注家说，当为壮实之义。牡桂有子，则牡蒿、牡荆，亦未必定系无子，否则牡狗阴茎，"牡"字为赘矣。称雄者与牡同义。

凡言主治称三虫、五痔、八疸、十二水、五劳六极七伤等，《病源》及《千金》《外台》中或释或否，读者知其大别可也。

凡言主治称消七十二石、化金银铜铁、胜五兵熔化为丹等，其法另载他书，不止如《本草》诸家说，以不关治病，不释。

凡言主治称泄者，谓便溏也。泄痢者，溏且快也。泄澼者，溏快不禁，肠门开辟也。《素问》作"辟"。"辟"，古"闢"

---

① 《别录》朱墨书行：据敦煌甲本《本草经集注》"上三卷，其中、下二卷，药合七百三十种，各别有目录，并朱墨杂书，并子注，大书分为七卷"记载，即陶弘景撰《名医别录》之朱、墨书写编辑体例，与文义同。

② 卢复本：即卢复《神农本草经》辑佚本，是目前《神农本草经》的最早辑本。

③ 徐灵胎本：即徐灵胎《神农本草经百种录》本。

④ 顾尚之本：即顾观光辑《神农本草经》四卷本。

字省。

凡言主治称痈肿者，初起之痈，但肿未溃者也。称痈疡、痈伤、痈疮者，皆已溃也。伤去亻、宀加疒旁，即为疡。乃古今字之改易未尽者。《说文》"疮，伤也"，盖疡之久而未敛者。

凡言主治称乳难者，即产难，非乳汁不下之谓。古谓产为乳，《素问》犹然。其有直称产难者，亦由改古为今时，改之未尽故也。

凡言久服，称神仙及延年者，乃轻重之别。历观传记神仙之术二，其炼内丹者，不外《参同契》一书，其云铅鼎、丹炉，皆喻人脏气，非资药物；其炼外丹者，则资药物，《本草经》殆其滥觞。陶注屡云道家须用者，以此方士托此，滋谬不堪。致问虽在高志之士，辟谷为之容，或足以延年，而愚者因以自毙，不独如昌黎所述也。惟服饵参、术、杞、菊等，随体性所宜，以却病为延年者，犹为近之。人明理岂贪生，贪生必徇欲，徇欲必短命，其势然也。《本经》特为药之性用极言之，以见物理精深。有如此者，亦与其废之，不如存之之意焉尔。

凡言主治各有要指，金石类多主镇逆破坚。草本类多主散结利气，大约苗及茎升，根降，叶散，子攻，花润。虫兽类多主助运泄闭，大约皮、骨、肉、毛、脏腑、血液、屎尿等，各如人身为治。三类并不论寒热，一例间有不然，则另有义。

神农本经序录①

上药：一百二十种为君。主养命以应天。无毒，多服、久服不伤人。欲轻身益气，不老延年者，本上经。

中药：一百二十种为臣。主养性以应人。无毒、有毒，斟酌其宜。欲遏病，补虚赢者，本中经。

下药：一百二十种为佐使。主治病以应地。多毒，不可久服。欲除寒热邪气，破积聚，愈疾者，本下经。

三品合三百六十五种，法三百六十五度，一度应一日以成一岁②。

药有君臣佐使，以相宣摄。合和宜③明万历本下有"用"字一君二臣三佐五使，又可一君三臣九佐使也。

药有阴阳配合，子母兄弟。根、茎、花、实、苗、皮④元大德本"苗皮"二字作"草石"、骨肉。有单行者、有相须者、有相使者、有相畏者、有相恶者、有相反者、有相杀者，凡此七情，和合视之。当用相须、相使者良，勿用相恶、相反者。若有毒宜制，可用相畏、相杀者。不尔，勿合用也。

药有酸、咸、甘、苦、辛五味，又有寒、热、温、凉四气，

---

① 序录：原无此二字，据《证类》卷一为"陶隐居序例"内容，又《纲目》卷一作"神农本经名例"，是历代本草研究的开篇之序，今依顾本补。

② 岁：此下《证类》卷一序例及顾本并有"倍其数合七百三十名也"十字。莫氏以《神农本经》为是，故不取陶注。

③ 合和宜：敦煌甲本《本草经集注》并《证类》卷一引"陶弘景序言"作"合和宜用"。莫氏同《纲目》。

④ 苗皮：《千金》卷一"用药第六"、《大观》卷一、《证类》卷一序例及顾本作"草、石"。

及有毒无毒。阴干暴干，采治时月，生熟，土地所出，真伪陈新，并各有法。

药性有宜丸者、宜散者、宜水煮者、宜酒渍者、宜膏煎者，亦有一物兼宜者，亦有不可入汤酒者，并随药性不得违越。

凡欲疗病，先察其源，先候病机。五脏未虚，六腑未竭，血脉未乱，精神未散，服药必活。若病已成，可得半愈。病势已过，命将难全。

若用毒药疗病，先起如粟麦①顾尚之本"粟麦"作"黍粟"，病去及止。不去，倍之；不去，十之。取去为度。

疗寒以热药，疗热以寒药；饮食不消，以吐下药；鬼疰蛊毒，以毒药；痈肿疮瘤，以疮药；风湿，以风湿药。各随其所宜。

病在胸膈以上者，先食后服药。病在心腹以下者，先服药而后食。

病在四肢血脉者，宜空腹而在旦。病在骨髓者，宜饱满而在夜。

夫人②病之主，有中风、伤寒、寒热温疟、中恶霍乱、大腹水肿、肠澼下利、大小便不通、奔豚上气、欬逆呕吐、黄疸、消渴、留饮、澼食、坚积癥瘕、惊邪癫痫、鬼疰、喉痹、齿痛、耳聋、目盲、金疮、踒折、痈肿、恶疮、痔、瘘、瘿瘤、男子五劳七伤、虚乏羸瘦、女子带下、崩中、血闭、阴蚀、虫蛇蛊毒所伤。此大略宗兆，其间变动枝叶，各宜依端绪以取之取，一作"收"。

① 粟麦：《大观》卷一、《证类》卷一序例作"粟黍"。敦煌甲本《本草经集注》、顾本同《纲目》卷一作"黍粟"。

② 人：《证类》卷一序例、《纲目》卷一"神农本经名例"、顾本，均作"大"。

目 录

神农本经校注

二

卷 中

卷　上

上品药：一百二十种

丹砂　云母　玉泉　石钟乳　矾石　消石　朴消　滑石　空青　曾青　禹余粮　太一余粮　白石英　紫石英　五色石脂　菖蒲　菊花　人参　天门冬　甘草　干地黄　术　菟丝子　牛膝　茺蔚子　女萎　防葵　麦门冬　独活　车前子　木香　薯蓣　薏苡仁　泽泻　远志　龙胆　细辛　石斛　巴戟天①　白英　白蒿　赤箭　菴䕡子　菥蓂子　蓍实　赤芝　黑芝　青芝　白芝　黄芝　紫芝　卷柏　蓝实　蘼芜　黄连　络石　蒺藜子　黄耆　肉苁蓉　防风　蒲黄　香蒲　续断　漏芦　天名精　决明子　丹参　飞廉　五味子　旋花　兰草　蛇床子　地肤子　景天　茵陈蒿　杜若　沙参　徐长卿　石龙刍　云实　王不留行　牡桂　菌桂　松脂　槐实　枸杞　橘柚_徐_{本列果中}　柏实　茯苓　榆皮　酸枣②　干漆　蔓荆实　辛夷　杜仲　桑上寄生　女贞实　蕤核　藕实茎　大枣　葡萄　蓬蘽　鸡头实　胡麻　麻蕡　冬葵子　苋实　白瓜子　苦菜　龙骨　麝香　熊脂　白胶　阿胶　石蜜　蜂子　蜜

---

① 巴戟天：原作"巴天戟"，据卢本、顾本及正文药名改。
② 酸枣：原作"酸枣仁"，据正文及《证类》卷十二该条删"仁"字。

蜡　牡蛎　龟甲　桑螵蛸

案①：近王念孙《广雅疏证》"周麻，升麻也"下引《神农本草》升麻一名周麻，今本无。《纲目》"升麻②"在上品，故附注于此。

丹　砂

味甘，微寒。主身体五脏百病。养精神，安魂魄，益气明目，杀精魅邪恶鬼。久服通神明，不老。能化为汞。

案："邪"上当有"百"字。《经》特注化汞，与中品水银化丹为互文，以见他处丹汞，非《经》所指。

二物既可互化，则性用当同。乃《经》于水银"主疥瘘、痂疡、秃虱、堕胎、除热"，皆为去风湿之用，而于此半皆养正辟邪，似大相悬殊者，盖二物实皆攻津液。百病之生，精神之失养，魂魄之不安，目之不明，精物邪鬼之来，皆以风搏津液化痰为招。丹砂去痰，其效自如此，与水银之主风湿所生病同意。《经》于水银云久服神仙，著风湿既去后之效也。《周礼·天官》注五毒③方中有丹砂，取去风痰之效也。《经》文自有对面说法，在后人善

---

① 案：通"按"。清·朱骏声《说文通训定声·乾部》："案，假借为按。"余同。

② 升麻：见《纲目》卷十三，该条注云《本经》上品。《大观》卷六、《证类》卷六作《别录》上品。可参。

③ 五毒：五种有毒的药物。《周礼·疡医》"凡疗疡以五毒攻之"。郑玄注："五毒，五药之有毒者，石胆、丹砂、雄黄、礜石、磁石。"

会之耳，泥《经》之文，未许其通《经》之意也。

云 母

味甘，平。主身皮死肌，中风寒热如在车船上。除邪气，安五脏，益子精，明目。久服轻身延年。一名①云珠，一名云华，一名云英，一名云液，一名云砂，一名鳞石。

案："死肌"即不仁之谓，下仿此。"中风寒热"谓中风而发为寒热，病在半表里也。"如在车船上"句，申"中风"，为此药之治中风，乃治"寒热如在车船上"之症也。"除邪"以下四句，言去风后之效。"子精"谓入房所出之精。"久服"以下，推去风之效而极言之。

《经》凡云邪气者，皆风寒已入半表里之谓。如《伤寒论》于表证言风、言寒，至一入半表里，则不分风寒，总称邪气。小柴胡汤方治云，邪气入与正气相搏是也，读者须切知之。

云母与阳起石为根株，故阳起起阴主肾，云母镇气主肺，肾即肺之根。凡药一物异用者，皆仿此。乌头、附子亦然，另有论。

玉 泉

味甘，平。主五脏百病。柔筋强骨，安魂魄，长肌

① 一名：原作"又名"，小字夹注，据顾本及本书体例改。

肉，益气，利血脉①。久服耐寒暑，不饥渴，不老神仙卢本脱"利血脉"以下十五字，今从《纲目》及顾本补。人临死服五斤，死三年色不变。一名玉札。

案：玉，石华也。《别录》有黑、白、赤、黄四石华，无青石华，即有青玉可证。以玉屑②水磨之即为玉泉。泉犹浆也，札犹屑也。

石钟乳

味甘，温。主治欬逆上气，明目益精，安五脏，通百节，利九窍，下乳汁③。

案："欬逆上气"三句，皆取重降之义。"通百节"三句，皆象钟乳之潜沉土石中。《经》云欬逆者，盖统噎、豌、哕、噫等诸阂④气分言，故《千金》云"哕者，欬逆之名"，谓欬逆病中有名哕者也。

矾 石

味酸，寒。主寒热泄利白沃，阴蚀恶疮，目痛。坚骨齿。炼饵服之，轻身不老，增年。一名羽涅。

---

① 利血脉：《大观》卷四、《证类》卷四及孙本、卢本并作《别录》文。莫氏同《纲目》作《本经》文。

② 玉屑：《吴普本草》："玉泉，一名玉屑。"

③ 乳汁：此下顾本有"一名留公乳"。《大观》卷三、《证类》卷三引《别录》作"公乳"。

④ 阂（hé 合）：即隔塞不通之义。《说文》："阂，外闭也。从门亥声。"

案：《金匮》矾石丸①治妇人下白物，知《本经》"泄利"不专主大便言。读当"寒热"以下十二字句。"目痛"亦为目眶痛。凡以矾石作除湿祛痰用者，本此引申之。

消 石

味苦，寒。主五脏积热，胃胀闭。涤去蓄结饮食，推陈致新，除邪气。炼之如膏，久服轻身。一名芒消②。

案：今湖中药肆，称元明粉。

朴 消

味苦，寒。主百病。除寒热邪气，逐六腑积聚，结固留癖，能化七十二种石。炼饵服之，轻身神仙。

案："消"不经炼，其力尤猛，故主治烈于芒消，今药肆称皮消。

附：消说

诸家释消，纷如聚讼，至《纲目》则更纰缪。但取《本草》经文细绎之，诸家中自有得者不可没也。《经》曰朴消③一名消石朴，消石一名芒消，其消、朴者明。系未

① 丸：原作"汤"，据下文主治及《金匮》矾石丸方改。
② 一名芒消：原脱"一名"，据本书体例补。又《大观》卷三、《证类》卷三引作《别录》文。
③ 朴消：《本草衍义》："朴消是初采扫得，一煎而成者，未经再炼治，故曰朴消""消石是再煎炼时，已取讫，芒消凝结于下如石者。"

经煮炼之名，云消石朴，犹云消石之未经煮炼者也。反是以推，则云消石者，即为已经煮炼者之名自明。已经煮炼，则有芒刺如石之坚，故名消石为芒消，《经》文最为简捷易晓。陶注据《别录》云芒消疗与消石同，疑芒消即消石，自是有识。又曰今医家多用煮炼作色者，此正与仲景用消皆为芒消者合也。又曰以朴消作芒消者，用暖汤淋汁煮之，著木盆中，经宿即成。此明谓朴消在先，消石即芒消在后也。又曰朴消生山崖上，色多青白，亦杂黑斑。土人择取白轻者以当消石用之，当烧令汁沸出。此明谓朴消是生消。烧与煮同意，伪充之消石，必烧而用，即真消石为已经煮炼之推也，陶注极合《经》意。《别录》别出芒消者，因消石、芒消随时异称故也。《别录》中往往如此，其余诸说则因不能的知《经》旨，而各据目见者言之，于是重沓乖错不可胜诘。若焰消①乃后人制造，乌足当神化之称，于《本经》消石无涉。今药肆有芒消、有朴消，而无消石。别有火消，即焰消。火消之提净炼过者为马牙消，颇不误。

滑 石

味甘，寒。主身热泄澼，女子乳难，癃闭。利小便，

---

① 焰消：名出《外丹本草》。《纲目》卷十一时珍曰："消石，丹炉家用制五金八石，银工家用化金银，兵家用作烽燧火药，得火即焰起，故有诸名。狐刚子《粉图》谓之北帝玄珠。"

荡胃中积聚寒热，益精气。久服轻身，耐饥，长年。

空　青

味甘，寒。主治青盲、耳聋。明目，利九窍，通血脉，养精神。久服轻身，延年不老①_{顾尚之本"老"下有"能化铜、铁、铅、锡作金"②}。

曾　青

味酸，小寒。主目痛，止泪出。风痹，利关节，通九窍，破癥坚积聚。久服轻身不老。能化金铜。

案：曾青，《千金》治坚癥诸大方中有用之者，而不用空青。二青之别如此，合《本经》。"曾"读为"层"。

禹余粮

味甘，寒。主欬逆，寒热烦满，下痢③_{"痢"字从《御览》九百八十八补正。全书通例无秃言"下赤白者"}赤白，血闭癥瘕，大热。炼饵服之不饥，轻身延年。

---

① 不老：《纲目》卷十引《本经》无"不老"二字。
② 能化铜铁铅锡作金：此八字《大观》卷三、《证类》卷三、顾本皆为《本经》文。莫氏同《纲目》、卢本。
③ 痢：《证类》卷三及《纲目》卷十引《本经》、顾本皆作"下"。卢本作"利"，莫氏义确。

太一禹余粮

味甘，平。主欬逆上气，癥瘕血闭，漏下①《纲目》下有"除邪气，肢节不利"七字。顾尚之本有"除邪气"三字。久服耐寒暑，不饥，轻身飞行千里，神仙。一名石脑。

案：太一禹粮，陶注已不能的识，《伤寒论》禹余粮，宋本皆著"太一"二字，是仲景所用余粮乃太一余粮也。后世所用者，大抵如陶说云今人总呼为太一余粮耳。据陶注知，余粮出空青处，亦铜精也。治邪气已入下焦之症，须与空青、曾青类列者此也。大抵青类，皆治痰结之积。

禹余粮②症，因漏成闭，因闭成癥，由通而塞也。太一余粮症，因癥成闭，因闭成漏，虽塞犹通也，后先不同，故一则"寒热烦满"，一则"上气"，表里有别。

白石英

味甘，微温。主消渴，阴痿不足，欬③《御览》九百八十七"欬"作"呕"逆，胸膈间久寒。益气，除风湿痹。久服轻身，长年。

---

① 下：此后《大观》卷三、《证类》卷三引《本经》及顾本有"除邪气"三字。莫氏同卢本。

② 禹余粮：《纲目》卷十时珍曰"禹余粮、太一禹余粮、石中黄水，性味功用皆同，但入药有精粗之等尔"可参。

③ 欬：莫氏补入顾本注文，以示古传本有异。

案："寒"当为"塞"，即《金匮》之胸中窒也①。"除风湿痹"谓因风而病湿痹，承"欬逆久寒"言。"益气"承"消渴、阴痿"言。

紫石英

味甘，平。主心腹欬《御览》九百八十七"欬"作"呕"逆邪气。补不足，女子风寒在子宫，绝孕十年无子。久服温中，轻身延年。

案：白石英主肾气不能上承，致肺家虚寒之症。消渴，肾气衰不生液也。阴痿不足，肾气衰不煦筋也。欬逆，胸膈间久寒，肾气不能上荣于肺，而风寒袭之也。"益气"以肾言，"除风湿痹"以肺言。若紫石英主肾气虚，已被风寒所侵之症，故上见于心腹，下见于子宫也。然则二石英之分，一则肾虚而邪仅在肺，一则肾虚而邪过于肺，深浅之别也。然使邪犹带表，必待升散者，切勿用之，永不复出。以二英虽摩荡攻邪，终有重坠之性故也。甄权云白石英治肺痈吐脓，紫石英治惊痫蚀脓。夫惊痫，固肾已病也，二英皆能剥蚀津液，而高下悬殊，俗医谓为纳气者，妄也。蚀脓当是蚀肾间之脓，如《金匮》奔豚中吐脓症。

---

① 胸中窒：《金匮》（明刊本）未见"胸中窒"证治内容，疑《金匮》流传中有佚文。

青石、赤石、黄石、白石、黑石脂等

味甘，平。主黄疸，泄痢，肠澼脓血，阴蚀，下血赤白，邪气痈肿，疽痔恶疮，头疡疥瘙。久服补髓益气，肥健不饥，轻身延年。五石脂，各随五色补五脏。

案：此主治，大半是蜃。

菖　蒲

味辛，温。主风寒湿痹，欬逆上气。开心孔，补五脏，通九窍，明耳目，出音声。久服轻身，不忘，不迷惑，延年。一名昌阳。

案：《经》文凡但曰湿痹不申者，皆止①四肢不用。四肢不用而兼欬逆上气，乃痰涎所为，故原之曰风寒。昌犹通也。昌阳，谓其通达阳气。顾本与此同，云依明万历本。《纲目》"声"字下有"主耳聋痈疮，温肠胃，止小便利②"十三字，"年"字下有"益心志，高志不老"七字，疑皆《别录》文，写者羼入之。又考《肘后》治耳聋、《寿域》治眼针、《证治要诀》治便毒，皆用其根，疑此"主耳聋"上脱"根"字耳。《经》但称菖蒲，而《纲目》入"根"下，非是。

---

① 止：《广韵》："止，停也，留也。"
② 主耳聋痈疮……止小便：此十三字，《大观》卷六、《证类》卷六并为《别录》文。《纲目》卷十九作《本经》文，莫氏同此说。

菊 花

味甘，平。主风头，头眩肿痛，目欲脱，泪出，皮肤死肌，恶风湿痹。久服利血气，轻身耐老延年。一名节华。

案："头眩肿痛，目欲脱，泪出"九字，申"风头"。"恶风湿痹"，"恶"当去声，主里热乘表所致之恶风。"泪"即"涙"字，或横"目"作"泗"，《诗》"涕泗滂沱"。

人 参

味甘，微寒。主补五脏，安精神，定魂魄，止惊悸，除邪气。明目，开心益智。久服轻身延年。一名人衔，一名鬼盖。

案：此为党参、辽参之总称。辽参之属，有吉林宁古台、高丽东洋诸参。若西洋参非参类，不属此。近张璐说①人参即沙参中之佳者是也，其性用则长于渐渍浸淫，故称寖。近陈修园谓为生津补阴者近是说见《新方八阵砭》。陈说据仲景汗后用参例推得之，故绝胜诸家。

---

① 张璐说：张璐之说文辞未见，似源于《汤液本草》卷中"人参"条，张洁古云"用沙参代人参，取其味甘可也"，张璐引申之。

天门冬

味苦，平。主诸暴风湿偏痹。强骨髓，杀三虫，去伏尸。久服轻身，益气延年。一名颠勒。

案：云杀虫尸，似兼百部为义。天，颠也。勒，言有刺。

附：蔷蘼说

《尔雅》"蔷蘼，虋冬"，注但云门冬也，似兼天、麦二种言。然揆之名义，凡茂盛足资障蔽者始称蔷，如蔷、虞、蓼是蔷。"蔷"亦墙，省声字也。其柔弱披靡者始称蘼，如蕲、苣、蘼芜是。若麦门冬，茎如韭状，无障蔽，又不披靡，不足当蔷蘼之称，其排匀细软者，惟天门冬为然。《尔雅》当即指此。别有百部，名野天冬，湖俗呼为文竹。文竹即虋冬之转音，其状亦排匀细软，以彼证此何疑？此外，又有蛇床，《别录》亦名蔷蘼，其花实皆细弱，与披靡义合，但不蔓延为异。又有白蔷蘼，《本草经》谓之营实。蔷蘼，其状则茂盛而披靡，且蔓延矣。其名有山棘、牛棘、牛勒诸称，与天冬之名天棘、颠棘、颠勒相似，皆以其有刺得名，如葛有刺者称葛勒之例。其营实者，陶注以为蔷蘼之子。盖蔷蘼种类甚多，有不结子者，《经》取其结子者入药，故曰营实，蔷蘼尔。要之二者，皆足为蔷蘼名义之证。

甘 草

味甘，平。主五脏六腑寒热邪气。坚筋骨，长肌肉，倍气力。销疮疳①，解毒。久服轻身延年。蜜甘，美草②《广雅》作"美蘦③"。

案：今甘草与苦甘草异用。甘草以和药，苦甘草以治喉症，一名金锁匙。近王念孙从孙炎说④，甘草即《尔雅》"蘦，大苦"，谓苦为苄⑤之假借，正与孙炎蘦似地黄同。而苏颂、李时珍皆谓其苗叶全不相似，殆即苦甘草也。"销"旧作"金"，乃销之剥文。诸家本草及古今方书，无有专以甘草治金疮者，今正。《纲目》"解"字在"金"上，亦非。"疳"即"瘇"字，《说文》："瘇，胫迄足肿也。"

干地黄

味甘，寒。主折跌绝筋伤中。逐血痹，填骨髓，长肌肉。作汤除寒热积聚，除痹生者尤良。久服轻身不老。一名地髓《尔雅》谓之"苄"。

---

① 销疮疳：《大观》卷六、《证类》卷六、《纲目》卷二十、顾本并作"金疮肿"。莫氏认为"金"乃"销"字之剥文，故改之。参见莫氏按语。

② 蜜甘，美草：此四字《证类》卷六作《别录》文。

③ 蘦（líng 灵）：《尔雅》："蘦，大苦。"郭璞注："今甘草也。"

④ 孙炎说：《尔雅》注引孙炎曰："《本草》云蘦，今甘草是也，与郭注同。故苦、苄，古字通假。"

⑤ 苄（hù 户）：《尔雅》："苄，地黄。"

案：《经》所谓干，指生者言。《经》所谓生者，指鲜者言。《伤寒》复脉汤方用之者，取绝筋逐痹之意。"作汤"以下十三字，一气宜七字作一句、六字作一句。"除痹"宜生者，是治热痹也，当是后人申《经》"逐血痹"之言。

附：伤中解

本《经》言伤中者十二：干地黄、麦门冬、薯蓣、远志、石斛、胡麻、白胶、桑螵蛸、桑白皮、白马茎、狗阴茎、淮木是也。注家皆止释药义，而不及病名，读之骤苦难晓。考《素·腹中》治中气竭，肝伤之血枯，以四乌贼骨一茹藘丸，云利伤中及伤肝，《新校正》谓"别本如是"。是知伤中云者，与近世内伤二字相似，第近世内伤指一切伤其腹中者言。《经》以"内"为"房劳"之专称，故谓内伤为伤中耳。今王本误作肠中，不可通矣。他如寒中、热中、消中、强中、妇人崩中，诸以"中"称者，其为病皆只在腹中，不必皆涉及房室，可与伤中互证。盖凡治里之药，或兼治表。若诸主伤中者，则专治里，而绝无与于主表也，以此为别。

术

味苦，温。主风寒湿痹，死肌，痉，疸。止汗除热，消食作煎饵。久服轻身延年，不饥。一名山蓟。

案：今白术、苍术异用。白术善守，宜泄利；苍术善行，宜恶气。要皆治风湿所致，故《经》不分。"死肌"二字，申"湿痹"。"痓"当为"痉"，痉亦风寒湿所为，且因发汗过多，正与止汗同义。疸者，热食所为，与除热消食同义。此"消食"谓助运化，非能消宿食之积。凡《经》言消食，大宜分别。

菟丝子

味辛，平。主续绝伤，补不足，益气力，肥健。苗①汁去面䵟。久服明目，轻身延年。一名菟芦。

案：此《尔雅》"女萝，菟丝"也。"芦"当为"萝"。古"芦"字与"萝"通。如芦菔，一称萝葍之例，此萝类。

牛 膝

味苦，平②《御览》九百九十二作"辛"。疑"平"字即"辛"字之误。徐本"平"作"酸"。主寒湿痿痹，四肢拘挛，膝痛不可屈伸。逐血气，伤热火烂，堕胎。久服轻身耐老。一名百倍。

案："四肢"以下十字，申"痿痹"。"痿"当为

---

① 苗：《大观》卷六、《证类》卷六、《纲目》卷十八、顾本、孙本均无此字。今植物全草入药，莫氏补为是。

② 平：《大观》卷六、《证类》卷六引《别录》作"酸平"，《纲目》卷十六引《吴普本草》作"苦、酸、平"，孙本作"苦、酸"。顾本注"《御览》'酸'作辛"。

"委"，谓委顿无力，非弛长之瘘。弛长之"瘘"，音读如
"蕤"。

茺蔚子

味辛，微温。主明目，益精，除水气。久服轻身。
茎，主瘾疹痒，可作汤浴。一名益明，一名益母，一名
大札。

案："瘾疹痒"风入血中也。今人谓产妇宜此者，即
本《金匮》新产血虚喜中风之意，盖以防痉也。凡《经》
中引申之义，其无穷类此。

附：茺蔚子①说

此即今三角胡麻也。陶注胡麻云茎方者曰巨胜，是巨
胜取义于方，如鵀②头毛纹，方得名"戴胜"之比古义也。
茺蔚亦方茎，盖后人因以胡麻之别名概称，与《本经》胡
麻一名巨胜例得通假。《纲目》泥于《经》言，遂谓药肆
误以茺蔚子伪充巨胜，其实非伪充也，亦非误也，今肆尚
然。知老贾相传如是，即可推得历代相传如是矣。凡论
药，有书是而肆非者，如龙骨之为石，金星礞石之为云
母，经硫黄煅过是也。有书非而肆是者，如芒消之属朴

---

① 茺蔚子：《证类》卷六引陶注"叶如荏，方茎。子形细长、三棱。方
用稀"。《尔雅》郭注："今茺蔚子也。叶似荏，方茎，白华，华生中间，又
名益母。"

② 鵀（rén 仁）：即戴胜。因鸟头毛冠大，名戴鵀。《尔雅》"戴，鵀"。
郭注："鵀，即头上胜，今亦呼为戴胜。"

消，马牙消之属火消，与此条是也。要之《经》本不误，误于说《经》者之多歧耳。若《新修乌程县志》谓亚麻即三角胡麻，则误。《纲目》"亚麻"下不云"子作三棱"，但云一名壁虱。胡麻其实可榨油点灯，自与茺蔚子之无油为两物。将来修本草者，但当于茺蔚子下的称"三角胡麻"，不得牵合与亚麻，亦不得牵合与胡麻。观陶、苏、寇、李诸说，释胡麻有四棱、六棱、七棱、八棱之详，独不言有三棱，则三角胡麻虽与胡麻同一名巨胜，岂可牵合哉！

女　萎①

味甘，平。主中风暴热，不能动摇，跌 _{"跌"当为 "胅②"} 筋结肉，诸不足。久服去面黑䵟，好颜色，润泽。轻身不老。

案："暴热"以下六字，申"中风"，即指风缓症言。久不已，亦为瘫痪。"胅筋结肉"亦皆风热所为，胅筋亦因筋缓而结；结肉亦分气不收、毒著不去所致。此女萎即萎蕤，乃玉竹也。《经》文当从《尔雅》作委萎③，缘别

---

① 女萎：《大观》卷六、《证类》卷六"女萎""萎蕤"同条。女萎为《本经》文，萎蕤为《别录》文。

② 胅（dié 叠）：喻崴脚筋或脱臼之貌。《说文》："胅，骨差也。"段注"谓骨节差忒不相值，故胅也。踒跌者，骨多差。音义皆同"。

③ 委萎：《尔雅》"茂，委萎"，疏："萎，疑委萎之文省。乌萎，即委萎之声转也。"故女萎、葳蕤，音训所为也。

有女萎在《李当之本草》① 故也。"女"即"委"之剥文，此即黄精。吾湖乌程人称黄精，长兴人称玉竹。

防 葵

味辛，寒。主疝瘕肠泄，膀胱热结，溺不下，欬逆，温疟②，癫痫，惊邪狂走。久服坚骨髓，益气轻身。一名黎盖。

案：此药当从张璐《逢原》说③，用陶说而申之，云今狼毒中有轻浮者，即系防葵。

麦门冬

味甘，平。主心腹结气，伤中伤饱，胃络脉绝，羸瘦短气。久服轻身，不老不饥。

案："伤中伤饱"云者，谓因伤中而伤饱，致成羸瘦短气也。"伤饱"以下十字句，"胃络"以下八字，申"伤饱"，谓胃燥少津，不能渍谷化生，以至停积，阻遏胃络，食不生肌故羸瘦，食积于中故短气。合言之，则还得"心腹结气"一语而已。仲景竹叶麦门冬汤用此者，由

---

① 李当之本草：李当之，汉魏时期医家，华佗弟子，见载《隋志》。著有《李当之药录》《李当之药方》《李当之本草经》等，《说郛》中存有若干佚文。

② 温疟：《本经逢原》卷二"防葵"条作"湿痹"，又性味作"辛寒，有毒"。

③ 逢原说：《本经逢原》卷二"狼毒"条作"置水沉者为狼毒，浮者即防葵"，与莫案相符。

"心腹结气"引申之；复脉汤用此者，由"胃络脉绝"引申之；石膏汤用此者，由"羸瘦短气"引申之。观方中粃粳米之消食可想已。《别录》语皆与《经》合。独甄氏称其治热毒、大水、面目肢节浮肿，下水似与《经》意乖，想是燥结气滞，表气不得入于里，故浮肿似水耳。藏器①亦云下痰饮，与甄合，或是润气所致下结痰耳。《大明》②谓主时疾热狂头痛者，为其治时疾之兼食积者，热狂头痛，食积所为。

独 活

味苦，平。主风寒所击，金疮止"止"当为"上"痛，奔豚痫痉③，女子疝瘕。久服轻身耐老。一名羌活，一名羌青，一名护羌使者④。

案：今独、羌活异用。独活善治历节痛，羌活善治头痛，要皆风入血分所生。疝瘕亦风寒入血所为，故与金疮之痉同治。《后汉书》有护羌校尉之官，此云护羌使者，明系汉人所增。

---

① 藏器：即陈藏器，浙江四明人，唐代药物学家，著《本草拾遗》十卷。该书今佚，散见于唐以后的本草著作中。

② 大明：即《大明本草》，又称《日华子诸家本草》。

③ 痉：《大观》卷六、《证类》卷六、《纲目》卷十三"独活"条、卢本、顾本并作"痓"。莫氏同孙本作"痉"，案语又作"金疮之痓"。故痉、痓，常混用。

④ 护羌使者：《吴普本草》"一名胡王使者"。孙本案："护羌、胡王，皆羌字缓声，非有义也。"

车前子

味甘，寒。主气癃。止痛，利水道小便①《纲目》无"小便"二字，除湿痹。久服轻身耐老。一名当道。

案："止痛"十字，申"气癃"。《金匮》湿痹之候，小便不利，大便反快，《经》意即指此，非他处四肢不用之湿痹。《广雅》"当道，马舄也"。然则，即《尔雅》"马舄，车前"，非"苯苢，马舄"，无治恶疾产难之说。

木 香

味辛，温②顾无"温"字。主邪气。辟毒疫温鬼，强志。主淋露。久服不梦寤、魇寐。

案：第二"主"上，当有脱字，疑是"茎"或"花"。寤当为悟，寐当为寐，皆形近之误。悟或为忤，寐或为眛，乃噩梦、话魇之属，寐中惊呼者皆是。云"不"者，谓安眠也。下麝香同。《本经》言淋露者，一木香是也；言淋沥③者，再贝母，主烦热淋沥；白鲜主欬逆，淋沥是也。若作淋沥不断解，则三文皆不与上下文相贯，不可也。盖羸、露之声假字，羸、淋、露、沥，皆一声之

---

① 小便：《纲目》卷十六金陵本、江西本并存此二字。莫注沿用顾本注文而相乖。

② 温：《大观》卷六、《证类》卷六及孙本无此字。莫氏从顾本、卢本。

③ 淋沥：即淋露。沥、露上古音来纽，为双声通假。

转。《别录》主劣气不足，甄权①主羸劣，皆与《经》同。

薯蓣

味甘，温。主伤中。补虚羸，除寒热邪气，补中益气力，长肌肉，强阴②。久服耳目聪明，不饥延年。一名山芋。

案：薯蓣，大旨治气虚而感寒热之邪，著而不去，性有滋润，故能治瘰疬。秘方：生山药一块、蓖麻子三粒，去皮，尽研匀，摊贴甚效。推此而生芋亦效。山药与番茹一类两种，如莱菔之有长、有团，不必分。《经》当总指此二者，观一名山芋可见。

薏苡仁

味甘，微寒。主筋急拘挛，不可屈伸，久③风湿痹，下气。久服轻身益气。其根，下三虫。一名解蠡。

案："拘挛"以下六字，申"筋急"。《说文》"虋，一曰薏苡"。虋，即陶注所云交趾实大者名䔲也。《本草》云一名虋，音感。

---

① 甄权：《证类》卷六引《日华子》主治"疗羸劣"。故此处引用文献有误。

② 强阴：此二字《大观》卷六、《证类》卷六"薯蓣"、顾本、孙本均无。莫氏从《纲目》作《本经》文。故存疑待考。

③ 久：《大观》卷六、《证类》卷六"薏苡仁"条、孙本均无此字。莫氏从《纲目》作《本经》文。

泽 泻

味甘，寒。主风寒湿痹，乳难。消水，养五脏，益气力，肥健。久服耳目聪明，不饥，延年轻身，面生光，能行水上。一名水泻，一名芒芋，一名鹄泻。

案："益气力，肥健"五字，与菟丝子同。但菟丝子滋水，泽泻消水为异。盖消邪水则正水自滋，与义两通。面生光，消水之征。凡病液涸者，皆面亮。《说文》"藚，水泻也"，《诗》毛传同。《尔雅》"蕍，芒芋"。

附：泽泻说

案：此即《尔雅》"茉苢，马舄也"。《文选》注李善引薛君曰"茉苢，泽泻也"，此千古定论。盖《韩诗》直言"车前瞿曰茉苢"。其云瞿者，正与陶注泽泻"尾间必有两歧"说合。韩固未尝以为木也，其云"其实如李"云者，谓其形微似如羊桃。似桃之例，无足为怪。《逸周书》作"柠苢"者，以草木偏旁，古多通假，不必以此疑之。考《韩诗》说"茉苢，伤夫有恶疾也"，恶疾即大风，与《别录》"泽泻叶治大风"合。《毛诗》说"茉苢，妇人药，有子也"，与《大明》泽泻治"产难，补女人血海，令人有子"合。可见韩、毛词异旨同。《说文》称《诗》用毛氏，而"茉"下云"茉苢，一名马舄，其实如李，令人宜子"说，同《韩诗》可证也。自本草家以茉苢为车前，而泽泻历周及汉之古义遂湮。

又古无"泻"字，只作"舄"。《汉书·沟洫志》"终古舄卤^①"，《海赋》"襄陵广舄"，皆借"舄"为"斥"，是舄为泥湿之地之称。《释名·释衣服》"舄，腊也"《说文》"舄"为"鹊"之正字，鹊与腊，皆昔声，行礼久立地或泥湿，故复其下使干腊也。然则称马舄者，以其生泥湿地，而性能利水，能使干腊故也。凡草生泥湿地者，如龙舌、牛舌、狗舌、麋舌等，皆是舄属。车前、泽泻较彼高大，故并称马，别名鹊泻。鹊，亦高举之义。尝闻陆潜园云天津车前高二三尺许，与湖地悬殊。

远 志

味苦，温。主欬逆，伤中，补不足，除邪气，利九窍，益智慧，耳目聪明，不忘，强志倍力。久服轻身不老。叶叶，当为"苗"字之误一名小草，一名棘菀^②《说文》"菀"作"䓶"，一名葽绕，一名细草。

案："伤中"以下二十四字作一气。"耳目"以下六字，申"利"、"益"两句。"强志"句，甄云坚壮阳道。

远志之"利九窍"，谓"利伤中"之"九窍不利"也。推此而不足、邪气，及智慧聪明、忘痿，皆如是。非治一切风寒所致诸证也。

---

① 终古舄卤：即《汉书·沟洫志》记载："邺有贤令兮为史公，决漳水兮灌邺旁，终古舄卤兮生稻粱。"注：《尔雅》曰卤，咸也。师古曰：舄，即斥卤也。谓咸卤之地。

② 棘菀：《证类》卷六引《尔雅》作"棘䓶"。《说文》同。音通。

龙 胆

味甘①，苦寒②。主骨间寒热，惊痫邪气。续绝伤，定五脏，杀蛊毒。久服益智不忘，轻身耐老。一名陵游。

案：明万历本"寒"作"涩"。顾尚之校云"邹本'涩'作'寒'"，不云与卢本合，是今卢本作"寒"，后人改也。"久服"以下，《纲目》以为《别录》文。

苦走骨，故治骨癫疾。骨癫疾，详《灵枢》。此云"寒热惊痫"，即骨癫疾症也。"续绝伤"者，去痰热之阻住经络；"定五脏"者，即指癫言；"杀蛊毒"者，苦寒所致。准正、别二名推之，当为蓼属。蓼之大者称游龙，古谓陆为陵，陵、游云者，谓陆生之游龙也。蓼属即蓝属，故云治相似。

细 辛

味辛，温。主欬逆上气③徐本无"上气"二字。顾尚之校本亦无，头痛脑动，百节拘挛，风湿痹痛，死肌。久服明目利九窍，轻身长年。一名小辛。

---

① 甘：《大观》卷六、《证类》卷六、《纲目》卷十三该条、卢本、顾均无此字，疑衍。

② 苦寒：顾本、孙本作"苦涩"。

③ 上气：《大观》卷六、《证类》卷六孙本及徐灵胎《神农本草百种录》皆无此二字。莫氏同《纲目》。

案：细辛，对菥蓂子①之称马辛言也。"痛死肌"三字，申"风湿痹"。

石 斛

味甘，平。主伤中。除痹下气，补五脏虚劳羸瘦，强阴。久服厚肠胃，轻身延年。一名林兰《纲目》又有"禁生"②一名。

案："羸瘦强阴"四字，申"虚劳"。

巴戟天

味辛，微温。主大风邪气，阴痿不起。强筋骨，安五脏，补中，增志益气。

案：《别录》亦名巴棘③，是草本之棘也。巴，犹肥也。天，颠也，谓刺在上。《别录》巴戟天疗头面游风，甄云治风癫，《日华》治一切风，合而观之，知此药治风也。凡治痿者，皆去风湿。

---

① 菥蓂子：《广雅》"菥蓂，马辛也"。引申作大荠也。小辛、大辛对比之词。

② 禁生：《大观》卷六、《证类》卷六、《纲目》卷二十作《别录》文。

③ 巴棘：此名见《证类》卷三十"有名未用草木类"之《别录》文。又见《纲目》卷十二"巴戟天"条附录中。其药性据尚志钧辑本《别录》"主治恶疥疮，出虫"，与巴戟天似有区别，故应慎重使用。

白　英

味甘，寒。主寒热，八疸①，消渴。补中益气。久服轻身延年。一名榖菜。

案：此药即排风草。陶注榖菜作"斛菜"，疑"榖"字本字作"觳"。然明万历本已如此，疑即《唐本草》治暴热喘息、小儿丹肿之蔛菜，亦潟属。八疸，未详。

附：白英说

陶注疑白英为斛菜及益州苦菜，苏恭非之，断为鬼目草，陈藏器因之。《纲目》并将《别录》鬼目合此《经》为一条。然以《本经》水蕲称水英列中品、蒴藋称陆英列下品例之，则上品白英当为白芹，皆堇类也。堇类，尽此三英。水堇，叶圆微尖；陆英，叶长微狭；白芹，叶长微圆。以其同类，故以英类之。芹有赤白两种，并称楚葵，白者为胜，故《本经》专取之。孟诜云"高田者，名白芹，置酒酱中香美。余田者，皆有子虫在叶间，视之不见，食之令人为患"是也。韩保升云"芹生水中，叶似芎䓖，其色白者无实，根亦白色"，可见此芹无子，故此《经》注"春采叶，夏采茎，秋采花，冬采根"，独不及子，明系本无实也，安得与鬼目相合？《大明》云芹治烦渴，五种黄病，与此《经》治消渴、黄疸合。藏器云芹去

---

① 疸：孙本作"疸"。

小儿暴热、大人酒后热、鼻塞身热，去头中风热，与此《经》治寒热合。考其名义、形色、性用，而白英之为白芹，而非鬼目草也以明。《尔雅》"荣而不实者谓之英"，白芹无子，正合英称。若水英即《金匮》水堇，其子即石龙芮。陆英即《说文》之蓳，其白者《图经》谓之灰藋，其红心者《嘉祐》谓之藜，其子皆如米。彼二英有子而亦称英者，从白芹之类为名，不以其有子为异也。三英皆野生，非人所种，故《本经》采之，而陆英尤其野者也。此余通考众说，多访老农得之，独与《纲目》则不合。二英皆食品，水英则蟹喜食之，不利于人。陶、苏误以水蕲当食芹，因谓白英。人无识者，岂知诸家皆以芹、芎两草互况，则"芹"实"蕲"之省，与二英之为蓳不同。蕲即"蓳"字，非"芹"字也，第本草家混称久矣。《湖州谈志》引《吴兴记》云"芹有二种，今乡土种惟白芹，冬至后作菹甚甘美。春后不食，俗云入春生虫子"。案：此说正与《金匮》食芹禁忌合①。而以白为贵，非即指白英欤？《新修府志》以为水芹，盖沿陶误。

白　蒿

味甘，平。主五脏邪气，风寒湿痹。补中益气，长毛发令黑，疗心悬，少食常饥。久服轻身，耳目聪明，

---

① 食芹禁忌：指《金匮要略方论》卷下"治食芹菜中精毒方"条。

不老。

案：此即艾。《离骚·户服》"艾"注"白蒿也"，知古今同名也。艾善理血中之气，故主治如此。主"湿痹"者，或兼灸法言。"心悬"即今所云燋也。"少食常饥"四字，申"心悬"。《千金方》"蔬菜门"有茼蒿，又有白蒿，而茼蒿即蘩，则白蒿非蘩明矣。既非蘩，则为艾无疑。

附：白蒿说

白蒿有二，以叶背白色浅深为别。浅白带青者，今称蓬蒿菜，即《夏小正》《毛诗》《尔雅》之蘩，《千金》之茼蒿①也。其深白有茸者，今称艾，灸家用为火炷，即《楚词》王注及《本经》所载也。第艾为青白之称，古者于苍发之年称耆艾，准此以称蓬蒿菜，名义甚符。古云艾蒿，其即此欤？若纯白之艾之称艾，名义不符。《本经》直称白蒿，正名也。《别录》称艾，随时也，故《别录》有艾即无白蒿，亦易女萎为萎蕤、易陆英为蒴藋之例。《千金》亦知《本经》白蒿非蓬蒿，故又列茼蒿。时珍既指白蒿为蘩，又收茼蒿于菜部，重矣。今湖俗二月二日，蚕妇多采蓬花著发间，祝曰养蚕好，盖即《国风》"采蘩"之遗意。至五月五日，即采其茎叶以悬门，而与白背者并称为艾，犹古义也，本草家不可不知考据之学。

---

① 茼蒿：原作"蒿茼"，据《千金》卷二十六"食治"乙转。

沈括辨青蒿曰既名青蒿，当是深青者。然则既名白蒿，当是深白者可知。

赤　箭

味辛，温。主杀鬼精物，蛊毒恶气。久服益气力，长阴，肥健，轻身，增年。一名离母义详《抱朴子》，一名鬼督邮。

案：此即天麻。凡杀鬼药，皆治风痰。《巢源》以鬼邪附风门末①，可见也。近世天麻治风痰，正与《经》合。

菴䕡子

味苦，微寒。主五脏瘀血，腹中水气，臚胀留热，风寒湿痹，身体诸痛。久服轻身，延年不老。

案：《汉书》注"菴䕡，蒿也"。今栽花家用以接菊，蒿、菊本同类。据《灵枢》"臚胀"即风水。臚，籀文"膚"。"臚胀留热"申"水气"，"身体诸痛"申"湿痹"。

菥蓂子

味辛，微温。主明目，目痛泪出。除痹，补五脏，益精光。久服轻身，不老。一名蔑菥即菥蓂之倒语，一名大

① 鬼邪附风门末：即《诸病源候论》卷一、二为风病论候，其中有"鬼邪候""鬼魅候"二候。

蕺，一名马辛马辛，大辛①，与细辛之为少辛类。

案：此即甜葶苈也。除痹之痹，谓风痰所生，故不言湿。

蓍 实②

味苦，平。主益气，充肌肤，明目，聪慧先知。久服不饥，不老轻身。

案：此当从陶注为楮实。《别录》楮实主治与此同，但"聪慧先知"四字易为"阴痿水肿"为异。

附：蓍实说

《纲目》引《唐本草》有陶注以蓍实为楮实云云。泉案：蓍、楮物异。依陶此言推之，《本草经》文必本作蓍实。古字草、木③偏旁恒通，如茑或作橭，蘦或作欙之类，不可胜举。楮之为蓍，亦犹是也。陶据《别录》楮实主疗与此蓍实大同，故其说如此，若《经》文作蓍，陶必不作此注矣。后来误书，《经》"蓍"字作"蓍"，苏恭遂以龟蓍之蓍当之。但神农尝药本以便民，必不虚列难致之物，以徒炫耳目。蓍实非处处有之，诸家本草皆但言蓍茎，独苏颂始言蓍至秋后结实，其为难致可知。即有病必须此

---

① 大辛：《尔雅》"蒴藋大荠"注"《本草》蒴藋，一名蒫析，一名马辛"。莫氏训马为大。

② 蓍实：见《千金翼》卷二。《证类》卷六皆作《本经》文。其中楮实为《别录》文。

③ 木：原作"本"，形近致误，据以下文意改。

者，亦恐不能应手，况只为益气安神之用，非有裨于急症乎？《经》必不然，断当从陶为是。或者曰，蓍实疑葚实之误，《别录》有此，云明目目痛。《吴普》① 云“三月三日采，阴干。主腹胀”。案：如此乃荠菜之子，故与菥蓂子同列欤。“葚”或省艸作“椹”，俗书“椹”作“椹”，写者因误加日旁耳。《别录》有葚实，即无蓍实，但《本经》九月、十月采，《别录》三月三日采为异，或古今地土之不同耳。

赤 芝

味苦，平。主胸中结。益心气，补中，增智慧，不忘。久食从顾尚之本。下同轻身不老，延年神仙。一名丹芝。

黑 芝

味咸，平。主癃。利水道，益肾气，通九窍，聪察。久食②轻身不老，延年神仙。一名玄芝。

案：卢本作“通九窍，益肾气，利水道，聪察”，今依诸芝书例，从顾本③乙正。

---

① 吴普：尚氏辑本《吴普本草》“蓍实”作“荠实”，“三月三”作“五月五”。

② 食：卢本作“服”字。

③ 顾本：同《证类》卷六“黑芝”条，莫氏从之。

青 芝

味酸，平。主明目。补肝气，安精魂，仁恕。久食轻身不老，延年神仙。一名龙芝。

白 芝

味辛，平。主欬逆上气。益肺气，通利口鼻，强志意，勇悍，安魄。久食轻身不老，延年神仙。一名玉芝。

黄 芝

味甘，平。主心腹五邪。益脾气，安神，忠信和乐。久食轻身不老，延年神仙。一名金芝。

紫 芝

味甘，温。主耳聋。利关节，保神，益精气_{顾本无"气"字}，坚筋骨，好颜色。久服轻身不老，延年。一名木芝。

卷 柏

味辛，温。主五脏邪气，女子阴中寒热痛，癥瘕血闭，绝子。久服轻身，和颜色。一名万岁。

案：此即今九死还魂草也。"卷"音"拳"，言其似柏而拳挛也。亦长生属，古曰万岁。《别录》玉伯，其类也。

近有姚某说，今药肆卷柏系樬柏秧，则与《本经》不同。因寒热致痛，因痛成癥，因癥致闭，因闭无子，为女科专药。

蓝 实

味苦，寒。主解诸毒，杀蛊蚑①疰鬼，螫毒。久服头不白，轻身。

案：此即蓼蓝子，亦蓼属。《逢原》谓"蓼蓝②，即大青"，故以此为大青之子。又云"小青，即蓝之小者，叶光如景天"。"蚑"疑即"魃"字，当在"疰"下。

靡 芜

味辛，温。主欬逆，定惊气，辟邪恶，除蛊毒鬼疰，去三虫。久服通神。一名薇芜犹蘪衔。一作"薇衔"。

案：今药肆蘪芜与芎藭锉匀，不分。仲景《金匮》以芎藭治胎前心痛，即此"主欬逆"之引申。欬逆为气分不利，怀胎之痛，亦气道不利所生。蘪芜与芎藭同物，义得相通。

黄 连

味苦，寒。主热气目痛，眦伤泣出。明目。肠澼腹痛

---

① 蚑（qí奇）：同"魃"字。病名。古称魃病、继病、丁奚。
② 蓼蓝：《本经逢原》卷二"蓝实"条"《本经》取用蓝实，乃大青之子，是即所谓蓼蓝也"。

下痢，妇人阴中肿痛。久服令人不忘。一名王连《御览》引《广雅》同。

案：泣，古"涙"字。

络 石

味苦，温。主风热死肌，痈疡①"疡"或为"伤"，口干舌焦，痈肿不消，喉舌肿，水浆不下—本②"下"下有"大惊入腹，除邪气，养肾"九字。久服轻身明目，润泽好颜色，不老延年。一名石鲮《吴普》作"鲮石"。

案：此主治皆风热入血之症。此萝属，明·陈岳溪③《疡科选粹》云"络石即鬼系腰，亦即薜萝。两叶相对，有三角"，与陈自明《外科精要》同。《精要》④ 又云"鬼系腰，生竹篱阴湿石岸间。络石而生络木者，无用"。泉谓：以《别录》《吴普》一名云花、云珠、石血推之，当如韩保升⑤有花有子，李时珍折之白汁出云云参看。且萝为草本，与櫐为木本不同，《经》列此于草，知言薜萝是

---

① 疡：《大观》卷七、《证类》卷七、《纲目》卷十八、顾本并作"伤"字。莫氏从卢本。

② 一本：以下九字注文，《证类》卷七作《别录》文。

③ 陈岳溪：即明代医家陈文治，著《疡科选粹》八卷。其收录了宋人陈自明著、明人薛己校注本《外科精要》的内容。

④ 精要：据以下文字，见该书止痛灵宝散方，其方下案曰："前方治肿疡毒气凝聚作痛之药，溃后慎之。鬼系腰，即薜萝也，又名络石。"

⑤ 韩保升：五代后蜀本草学家。释注《重广英公本草》二十卷，又名《蜀本草》，并附《图说》。

也。"鲮"读为"凌"，亦络也。

蒺藜子

味苦，温。主恶血，破癥结积聚，喉痹，乳难。久服长肌肉，明目轻身。一名旁通，一名屈人，一名止行，一名豺羽，一名升推。

案：蒺藜，治血分之风。凡风入血分，则血恶，故"主恶血"。"破癥"以下九字，申"恶血"。"喉痹、乳难"皆有恶血一因，故连属"癥结积聚"下。今用如寇宗奭说，去风同刺蒺藜，补肾用潼蒺藜。然补肾亦去风之效，但不必去恶血耳。

黄 耆

味甘，微温。主痈疽久败疮，排脓止痛，大风癞疾，五痔鼠瘘。补虚。小儿百病。一名戴糁。

案：耆，致也。此药性善推致，故能达表，使汗出。"补虚"谓托里，以补表之虚也。东垣有当归黄耆汤方，乃托里以去卫分之风，行表以去营分之寒者，以其挟虚，故不从麻、桂正治。于脉浮大，知其表有邪；以按无，知其里自虚也。近徐灵胎谓为补表血之方，全误。

"大风"与"癞疾"，为微甚之分，非泛言风邪也。"痔"与"瘘"，为初终之分，皆承"久败疮"言，以四症皆有脓及痛。疑古本"止痛"下即接"补虚"，后来名医足此八字耳。凡《经》文句调不一者，仿此。

肉苁蓉

味甘，微温。主五劳七伤。补中，除茎中寒热痛。养五脏，强阴，益精气，多子。妇人癥瘕。久服轻身。

案："苁蓉"当作"从容"，《吴普》作"松容"。从容、松容，皆自动之意。《说文》"榕，为松之或字"①，而《白虎通》"宗庙松者，所以自竦动"。竦动，即松容也。《辍耕录》谓锁阳淫妇就合，勃然发动云云，正与松容命名义合。而野马遗精云云，又与陶合；鳞甲栉比云云，又与保升合。疑陶、韩注本，指锁阳为肉苁蓉也。后人别出锁阳，因以草苁蓉压扁，以当肉苁蓉耳。今药肆或取嫩松盐渍为之，实以锁阳之外，别无物足当此名也。

防 风

味甘，温。主大风头眩痛，恶风，风邪，目盲无所见，风行周身，骨节疼痹《御览》九百九十二"痹"作"痛"，《纲目》亦然，烦满。久服轻身。一名铜芸。

案："大风头眩痛"半表半里也，"恶风"表也，"风邪，目盲无所见"半表半里也，"骨节疼痛"表也，"烦满"里也。《金匮》桂枝芍药知母汤方治历节疼痛本此。

---

① 榕为松之或字：此段文字疑有脱文，《说文》（段注本）"榕，松，或从容"，注："容，声也。"

蒲 黄

味甘，平。主心腹膀胱寒热。利小便，止血，消瘀血。久服轻身，益气力，延年神仙。

案：蒲黄所主之"寒热"，乃风所为。"利小便"者，利风癃也。"止血"者，消风在血分而散出之者也。"消瘀血"三字，乃"止血"之注。

香 蒲

味甘，平。主五脏心下邪气，口中烂臭。坚齿、明目、聪耳。久服轻身耐劳。一名睢。

案："五脏"以下十字句。盖治胃中湿热，乃风寒入里酿成者，故曰邪气。睢，《纲目》不列此名，疑即蔫之误，疑即《别录》"白昌"。

附：香蒲、蒲黄说

今蒲包草，古称蒲厘。蒲厘①，即《尔雅》"符离"之同声通假字。《释草》"莞当从《说文》《玉篇》作"蒹"符离其上蒚"，《说文》《玉篇》作"夫离"。夫离与蒲厘亦双声字。《玉篇》"蒚"下云"蒲蒚，谓今蒲头有苔，苔上有重苔出黄，即蒲黄"，据此知《本经》与《尔雅》合矣。香蒲自是菖蒲之属，菖有白菖，而郭注《尔雅》"莞

---

① 蒲厘：《证类》卷七陶注："此即蒲厘花上黄粉也。"

亦当作"蔽"蒲，一名白蒲"相类，诸蒲当以香蒲为正，而菖蒲、乌蒲次之。若莞蔺则为圆蒲，乃蒲之有管者。莞之言管也，与香蒲绝不类而亦称蒲者，蒲字从艸，浦声。本水边草生之统称，故水杨称蒲柳，犹言蒲柳。浦，水边也。《说文》"莞蔺，蒲菜①类厕而蔽"，反不与之同列，与《玉篇》次字大异，疑后人颠倒之。

续 断

味苦，微温。主伤寒，补不足，金疮痈疡②，折跌，续筋骨，妇人乳难。久服益气力。一名龙豆，一名属折。

案："续筋骨"三字，乃"折跌"之注，"疡"或为"伤"字之误也。《御览》九百八十九与此同。《桐君药录》所释"真续断"久绝，李当之、范汪、日华子，皆以大蓟当之。初虞世言是其根，陶、甄皆不从其说。《千金》卷四白芷丸方下云无续断，大蓟根代其，同卷中诸方，续断与小蓟同用者不少，则系孙真人不与李当之等同。甄于续断云去诸温毒，宣通血脉，于大蓟云捣根，绞汁服半升，主崩中下血立差。甄别二物，性用甚明。特未知甄所指续断何状，二苏所释，并与二说不同，今方中直用大蓟根可也，不必如《经》之功效。

---

① 菜（shēn深）：《玉篇》："菜，蒲蒻也，生水中。"
② 疡：《大观》卷七、《证类》卷七"续断"条，作"伤"字。莫氏从《纲目》。

漏　芦

味苦，寒。主皮肤热，恶疮疽痔，湿痹，下乳汁①。久服轻身益气，耳目聪明，不老延年。一名野兰。

案：此当从陶注"以为鹿黎树根，今野人呼为鹿柳"，似"漏芦"之倒音。古方多以漏芦下乳汁，而《别录》"飞廉，下乳汁"，于漏芦不及焉，知后世漏芦乃飞廉之别名，而真漏芦则当如陶说。此条"下乳汁"三字疑后人增。

天名精

味甘，寒。主瘀血、血瘕欲死。下血，止血，利小便，除小虫顾尚之本，无"除小虫"以下十三字，去痹。除胸中结热，止烦渴。久服轻身耐老。一名麦句姜，一名虾蟆蓝②郭注《尔雅》"蓝"作"栏"，一名豕首③《尔雅》"茢，豕首"。

案：此即今豨莶草，主治与蓝相似。近朱骏声云是蓝草类，《玉篇》引郭注《尔雅》云："《本草》蘮卢，一名蟾蜍兰。"是时《别录》未出，知《本经》固有蘮卢一名。卢即颅之省。蘮颅，即豕首之谓，湖俗呼臭花娘草。

① 下乳汁：此主治病后，敦煌甲本《本草经集注》有"漏芦"药名。
② 虾蟆蓝：《证类》卷七引《唐本注》："鹿活草是也……状如蓝，故名虾蟆蓝。香气似兰，故名蟾蜍兰。"
③ 豕首：《证类》卷七陶注："今人呼为豨莶，亦名豕首。"

豨莶专主瘀血。云"下血"者，谓下去瘀血也；云"止血"者，谓去瘀尽而血止也。"小便不利、虫痹"，皆瘀血所致。"结热烦渴"，皆瘀血在胸中所致，八字一气读。

附：天名精说

陶注《本经》直取豨莶以当天名精，而地菘则别为一物，至《唐本草》始别出。豨莶，《纲目》但论其与猪膏母强分之误，而豨莶之即天名精未及谕也。今案：苏颂云豨莶，春生苗叶，似芥叶而狭长，与天名精称母猪芥合。又云秋初有花如菊，与天名精开小黄花如小野菊合。又云结实如鹤虱，与天名精子名鹤虱合。又云天名精叶如紫苏不光，与《拾遗》猪膏母叶似荏、有毛合_{猪膏母即豨莶}。又云南人呼天名精叶为火杴，与豨莶称火杴合。《纲目》云豨莶子似蒿蒿，外萼有细刺粘人，与天名精子似蓬蒿子粘人衣合，其为一物奚疑？《本草》虽各具主疗，要之皆驱血脉中风也。沈括亦同《唐本草》，而谓地菘即天名精。郭注《尔雅》麦句姜为瞿麦，则与《本经》天名精一名麦句姜异。然地菘、瞿麦，皆结子相似而不同也，舍陶氏吾谁与归？

决明子

味咸，平。主青盲，目淫肤赤白膜，眼赤痛，泪出。久服益精光，轻身。

案："青盲目"句，以光言；"淫肤赤白膜"句，以珠言；"眼赤痛，泪出"句，以胞言。"泪"，古"涙"。

丹　参

味苦，微寒。主心腹邪气，肠鸣幽幽如走水，寒热积聚，破癥除瘕，止烦满，益气。一名郄蝉草《广雅》"郄"作"郝"。

案："心腹邪气"风热入里，搏于血气之象。

飞　廉

味苦，平。主骨节热，胫重酸疼。久服令人身轻元大德本同此。一名飞轻。

案：《尔雅》"钩天是其类"，陶注飞廉，叶下附茎，轻有皮起似箭羽。案：此飞轻之所由名也。

附：飞廉、漏芦说

凡欲辨古人之言之是非，须先知古人之言之条例。《本经》之药之有别名者，张仲景已喜称之。如狼牙，乌扇是也。至隋唐而尤甚，故于徐长卿称鬼督邮，紫参称牡蒙，此类不可枚举。飞廉之称漏芦，亦犹是也。苏颂、沈括指海州所出漏卢，根有白茸者为飞廉，确不可易，与李迅《集验方》义合。然皆称漏芦，不称飞廉者，已喜举其别名故也。后人不明此例，遂混飞廉之漏芦于鹿骊树之漏卢。岂知飞廉之漏芦，以根类葱，本取义于中通如芦，则字宜从艸，作"芦"。鹿骊树之漏卢，以色黑得名曰骊、曰黎，皆取于黑，则字宜不从艸，专作"卢"。缘写者于草木字率多加偏旁，遂令并著草旁，一律作"芦"，由是而众说沸腾矣。《纲目》"漏芦"下所列八方，疑皆当并入飞廉。试取飞廉主治，及《千金》治疝蛊用飞廉方，推之可见也。

五味子

味酸，温。主益气，欬逆上气，劳伤羸瘦。补不足，强阴，益男子精。一名会及①《广雅》同。

案：此"欬逆上气"是肾中寒冲肺，不能收所为。仲景治饮家挟风寒之欬逆上气，每与细辛、干姜同用者，此也。此"羸瘦"乃下损及中，肾寒火衰，不能蒸腐水谷以生肌肉者，故冠以"劳伤"二字。劳伤谓役用伤肾，以此药专温肾气，故一切主治皆当于肾有关。

旋 花

味甘，温。主益气，去面皯黑色，媚好。其根，味辛。主腹中寒热邪气，利小便。久服不饥轻身。一名筋根花，一名金沸。

案：此即今药肆所备之豆蔻花，其根即山姜，其子以充草豆蔻。"面皯黑"是寒食所伤。金沸乃旋覆之别名，

---

① 会及：此二字《大观》卷七、《证类》卷七为《别录》文。故顾本、卢本均无。莫氏从《纲目》补。

当以其相似而名同耳。《大明》云"山姜花及子，调中下气，破冷气作痛，止霍乱，消食，杀酒毒，豆蔻花同"，即谓此旋花及子也，与《别录》"草豆蔻温中，心腹痛，呕吐，去口臭气"，《开宝》"下气，止霍乱，一切冷气，消酒毒"同。陶云根主腹中冷痛，今《经》云根主腹中寒热邪气者，亦是浑举例，实则专主腹中寒，不主热也。

附：旋花说

旋花之"旋"，以一名美草推之，当即"嫙"之省，字书①"嫙，好也"，好与美同义，皆以主治颜色媚好得名，益以知陶注之确也。陶注"旋花，东人呼为山姜，南人呼为美草。根似杜若，亦似高良姜，主腹中冷痛，其叶似姜，花赤色味辛②"色"当为"实"之误，状如豆蔻。此旋花即其花也，今山东甚多"。然则，陶以旋花为山姜花得之目验，其言主治与《本经》旋花根主腹中寒热邪气合，奈何苏恭辄指为旋葍花以驳之耶？良由《别录》所云续筋骨合。金疮者，的系旋葍功用，与《外台》苏景中方合，而与《本经》之义悬殊。《别录》原文当作旋葍花，传写脱去"葍"字，或旋葍花一名旋花，当时合《别录》于《本经》者，未之审耳。且据《外台》苏方续筋云云，是其根功用，非其花功用。故陶注旋覆花云"别有旋葍根，

---

① 字书：此指《说文》。
② 花赤色味辛：《大观》卷七、《证类》卷七陶注"花赤色殊辛美，子状如豆蔻，此旋花之名，即是其花也"，故当有子。

出河南，来北国亦有，形似芎藭"惟合。旋蕌膏用之，当即指"苏方"言。而云形似芎藭，则非蔓生，似薯蓣矣。《纲目》以旋花之《本经》，冠旋蕌花之《别录》①，而以《外台》等方入之②，又不标明"花""根"字样，恐《外台》所用未必即鼓子花，时珍所指未必即苏恭所指也。修本草者，宜将《本经》旋花与山姜、草豆蔻合为一篇，而于旋蕌花，则主《别录》文，与牵牛花中附鼓子花方准，何以合草豆蔻为一也？《大明本草》"山姜花及子，主破冷气作痛，止霍乱，消食，杀酒毒"，与《别录》《开宝》之言草豆蔻功用同。《纲目》存或说"草豆蔻即山姜实"于注而不遵用，特欲多别其名，以夸搜罗之多耳，不可信也。陶注以"旋花为山姜花"，与《别录》"旋花一名美草"合。美草，山姜之别名也。其主疗云"去腹中冷"，与《本草经》合；云"久服不饥③"与《别录》合，陶注自确。陶以旋花况杜若，而于杜若下复云如旋蕌根，其于二物固知悉矣。苏恭非之，非也。且恭以陶所释如旋蕌根者，乃真杜若。是恭既知陶彼注之精，何独于此注驳之耶？若苏颂之指为鼓子花者，意谓旋花即牵牛花之别种。牵牛星，一名河鼓，此花开于天河见时，故既名牵牛，又名鼓子。要之彼花当隶"牵牛"条下，不可以

---

① 别录：此指《纲目》卷十八主治"续筋骨"注引为《别录》。今刘衡如已校其误。

② 外台等方入之：即《纲目》卷十八引《外台》苏景中方。

③ 饥：原作"肌"，据旋花主治改。

当此《经》"旋花"。旋花之误为牵牛，其犹紫葳之误为凌霄乎？《本经》之药，其为诸家转辗贻误，牢不可破者，可胜道哉！

兰　草

味辛，平。主利水道，杀蛊毒，辟不祥。久服益气，轻身不老，通神明。一名水香。

案：兰亦蒲属，故利水道。

蛇床子

味苦，平。主妇人阴中肿痛，男子阴痿湿痒。除痹气，利关节，癫痫恶疮。久服轻身《纲目》有"好颜色"三字。一名蛇粟顾本无此二字，一名蛇米。

案："阴中肿痛，阴痿湿痒"半表半里也。"除痹气"二句，申"阴痿湿痒"而广其用，但专指腰髋以下言。"癫痫"里也，亦肾中寒湿上逆所致。"恶疮"半表半里也。《广雅》："蛇粟、马麻，蛇床也。""麻"，谓其子细如麻，又比麻为稍大，故曰马麻，今本误作"马床"，正如爵麻作爵床之比，"麻"脱一木，即为"床"。《本草经》字，从古已误者，"女菀，蛇床也"。

地肤子

味苦，寒。主膀胱热，利小便。补中益精气。久服耳目聪明，轻身耐老。一名地葵《御览》此下有"地华"及"地脉"二名。

案：地肤与瞿麦同类，其主治皆全乎里。此药有王慧、王埽诸名，则当为刮物，或以为益气者，误也。藏器曰虚而有热者，加地肤子、甘草，谓虚者不能托邪，其热必结，故用刮物以利之，非补也。唐以来多用为治癞之要药，盖膀胱热，小便不利，则水热下注，可以成癞，故甄权申之曰治阴卵癞疾，去热风，可作汤浴也。水热下注，则阴可以痿，故《别录》称其强阴，甄权称其主阴痿不起也。膀胱者，腠理毫毛其应，故《别录》主皮肤中热气，使人润泽。亦即甄所谓去热风也，皆取刮义。

景　天

味苦，平。主大热火疮，身热烦，邪恶气。花，主妇人漏下赤白。轻身明目。一名戒火，一名慎火。

案：此即火丹草，为治火丹之要药。"火疮"即指火丹热烦、火丹发候。古无以其花治漏下者，惟《子母秘录》治阴脱，《日华子》治带下，皆以其茎叶，非花。

茵陈蒿

味苦，平。主风湿寒热，邪气热结黄疸。久服轻身，益气，耐老。

案：此治半表半里之药，故总主"风湿寒热"邪气，以四者之邪，在表则异，一到半表里间即无别，到里尤甚。"风湿寒热"表也，"邪气热结黄疸"半表半里也。

杜 若

味辛，微温。主胸胁下逆气。温中。风入脑户，头肿痛，多涕泪出。久服益精，明目轻身《纲目》有"令人不忘"四字。一名杜蘅《千金》用杜衡即此。

案：此即高良姜，从沈括说。杜犹根也，"若"读如"蕤"，谓其根多须，蕤蕤然也，即芫荽之红花者。其淡紫花者，则芫荽也。《史记索隐》云：杜若，茎叶如姜而有文理，《蜀本草》云：杜若，子如豆蔻，皆相发明。其主"风入脑户"与细辛同，故别名亦与细辛别名同。

附：胡荽①说

荽，《仪礼·既夕》作"绥"。郑注"绥，廉姜"。《说文》作"葰②"，云姜属。段注说即药中三奈，《尔雅》"廉姜，葰也"，《本草拾遗》"廉姜，一名蔟葰，音族绥，似姜"，据此诸文，则胡荽即三奈，亦即廉姜，一物三名。今《纲目》并列之，失其义矣。再考《纲目》云山奈根叶如姜，作樟木香气，与甄权"山姜"下云"山姜根苗如

① 胡荽：《饮膳正要》卷三"一名胡荽"，又"味辛温，微毒。消谷。补五脏不足，通利小便"。

② 葰（suī 虽）：《说文》"葰，姜属。可以香口"。注："绥者，葰之假借字。一名山辣。今药中三奈也。《吴都赋》谓之姜汇。"

姜，作樟木臭”同。而《纲目》又云：“杜若，人无识者，今楚地山中时有之。山人亦呼为良姜，根如姜味，亦辛。”甄权注豆蔻所谓獳子姜，苏颂《图经》“外类所谓山姜，皆此物也”云云，与陶注杜若苗似廉姜，又云根似高良姜<small>苏恭同</small>，韩保升“杜若，子似豆蔻”说合。而高良姜一名蛮姜，与獳子姜名相似，其子又名红豆蔻，皆与李说杜若合。是杜若即胡荽之类也。且杜若出武陵，武陵界于蛮，故有蛮獳诸称。若胡荽称胡，亦其义也，特荽乃种生者耳。《本草经》取大种不取分种，取野生不取种生，故录杜若不录荽。又案：若，《说文》“择菜也”，物多则须择是。若，有“多”义，故《汉书》有“其印累累，其绶若若”之语。《纲目》胡荽，一名蒝荽。蒝，原声，与“杜”为根本之称。蒝荽、杜若，皆状其根须布散之貌，然则二者名义正同也。

沙　参

味苦，微寒。主血结①<small>徐本“结”作“积”</small>惊气，除寒热，补中益肺气。久服利人。一名知母②。

案：今安吉人呼为山萝卜，亦呼明党参。“血结惊气”，明乎其润血中之气。

---

①　结：《大观》卷七、《证类》卷七、顾本并作“积”。莫氏同《纲目》、卢本。

②　知母：森立之本“沙参、知母，古误混同。犹杜若，一名杜衡之例”。可参。

徐长卿

味辛，温。主鬼物百精，蛊毒疫疾，邪恶气，温疟。久服强悍，轻身。一名鬼督邮。

案：此即《唐本草》之鬼督邮。

石龙刍

味苦，微寒。主心腹邪气，小便不利，淋闭，风湿、鬼疰、恶毒。久服补虚羸，轻身，耳目聪明，延年。一名龙须，一名草续断，一名龙珠从顾本补此。

案：石龙刍，近湖人汪曰桢①修《乌程县志》谓即灯心草。

云　实

味辛，平②顾尚之本"平"作"温"。主泄痢肠澼，杀虫蛊毒，去邪恶结气，止痛，除寒热。花，主见鬼精物。多食令人狂走，久服轻身，通神明《纲目》有"天豆"之名。

----

① 汪曰桢：清代浙江乌程人，字刚木，号谢城、薪莆。数学家，通医术。

② 平：《大观》卷七、《证类》卷七、顾本并作"温"。莫同卢本。

王不留行

味苦，平。主金疮。止①血，逐痛出刺，除风痹内寒。久服轻身，耐老增寿。

案：《纲目》王不留行，为《别录》上品。然有《吴普》说与此不同，"内寒"下又多"止心烦鼻衄，痈疽，恶疮瘘，乳妇人产难"十五字。总注《别录》二字，与目录②不合，误也。"内寒"当为"内塞"③。

牡 桂④

味辛，温。主上气欬逆，结气，喉痹吐吸。利关节，补中益气。久服通神，轻身不老。

案：此即今之桂花树。气出为呼，入为吸。"吐吸"者，一吐一吸，连发不已也。

菌 桂

味辛，温。主百病。养精神，和颜色，为诸药先聘通

---

① 止：原误作"主"字，据《大观》卷七、《证类》卷七、《纲目》卷十六、顾本、卢本改。

② 目录：据《纲目》序例第二卷《神农本草经目录》上品药一百二十种，存"王不留行"，而卷十六作《别录》，前后不合。今刘衡如校本已改回《本经》。

③ 塞：《大观》卷七、《证类》卷七、《千金翼》卷二、卢本并作"寒"字，为是。莫氏同《纲目》。

④ 牡桂：《证类》卷十二引《唐本注》"牡桂，即今木桂，及单名桂者是也"。又《尔雅》"梫，木桂"。郭注"江东呼桂厚皮者为木桂"。

使。久服轻身不老，面生光华，媚好常如童子。

案：菌，当为"箘"。此桂圆而中通如箘簵①之竹状。自汉以来单呼桂，云此桂出交趾。

附：桂说

余友姚二宗，喜栽花木，尝为余言：桂枝自有一种空心者，其皮亦厚，花与实心枝者同，各有金银两色，皆别称木犀。曾亲见之，不足异也。二宗素不习训诂及本草家言，当非皮傅。余以其说，准之训诂本草，乃知《本草经》与《说文》本合，而诸家释本草者自误。试历论之：《说文》"桂，江南木，百药之长"，"梫，桂也"，是单称桂者桂之正，其称梫者桂之别。《尔雅》"梫，木桂"，注谓"叶如枇杷"，知梫即《本草经》牡桂。牡、木一声之转，所以称牡、称木者，以其实心也。凡物阳牡阴牝，阳道实，阴道虚，象卦之有－－、－也。《本草经》箘桂为诸药先聘通使，与《说文》桂为百药长义合。知单称桂者即箘桂。箘本箘簵，竹名。竹枝空心，以竹名名。桂则箘桂，为空心矣。《别录》所谓桂，即此无疑。其云宣导百药者，即先聘通使之谓。陆佃《埤雅》云"桂者，圭也"，圭为执聘之物是也。《别录》必变箘桂②，单称桂者，随时

① 箘簵：原作"簵"，据下段文义"箘簵"改。古代用来做箭杆的一种竹子。《说文》"箘簵，竹也"，注："《吴都赋》之射筒。"

② 箘桂：《证类》卷十二引陶注："《蜀都赋》云'菌桂临崖'，俗中不见正，圆如竹者，惟嫩枝破卷成圆……非今桂矣。"又引《唐本注》"云箘者竹名，古方用筒桂者是"。故菌、箘混用。

代言之。神农时称箘桂，汉以来称桂凡《别录》与《本经》同物异称者，皆如是。《别录》以《本草经》不显著箘桂主治何病，故复列桂名而详论之，非于箘桂外别增一桂也。《本草经》《别录》皆列桂两种，与《说文》列桂、梫两篆同。《仲景书》桂枝汤方单称桂，但云去皮，不云去梗，是箘桂。故成注《伤寒》及徐灵胎《本草百种》中，皆主箘桂，的系可信。自陶隐居谓桂未见有正圆如竹者，而唐宋以来诸家本草始歧。《别录》之桂枝于《本草经》"箘桂"外，遂起桂有三种之说。至明·李时珍《纲目》又合《别录》之桂，于《本草经》"牡桂"中而谓箘桂为木犀之专称，有金银两色，令人闻见混淆矣。其实诸家本草所列诸桂名，不外箘、牡两种，特立文加详耳。

若今药肆之桂枝，则《纲目》"牡桂"下所附之"柳桂"也。余讲求久之，得友人之助作此说。

又《别录》之药，往往有已载《本草经》者，如羊乳即《本草经》沙参、葳蕤即女萎、酸赭即地榆，皆是经李时珍并正者不少。余昔考定《别录》鹅膏，即《本草经》雁肪。今又考定桂枝即箘桂枝，由是推之，恐可并者尚多矣。

又凡药称木者，皆别于同类之草种也。如有芙蓉，即有木芙蓉；有天蓼，即有木天蓼；有蒴藋，即有木蒴藋；有藜芦，即有木藜芦。不可胜举。此木桂乃从桂茬称之。

桂荏，即苏①。苏与木桂性皆发汗而不上升，是亦同类也。若箘桂，则介乎草木之间。夫介乎草木之间者，竹也，故"箘桂"从"箘簬"为义，而其字从竹。

松　脂

味苦，温。主痈②疽恶疮，头疡白秃，疥瘙风气。安五脏，除热。久服轻身，不老延年。一名松膏，一名松肪。

案：徐本无"痈"字，《纲目》有此，当是校者加之。"头疡白秃疥瘙"六字，申"恶疮"。

槐　实

味苦，平③。主五内邪气热。止涎唾，补绝伤。五痔火疮，妇人乳瘕，子脏急痛。久服明目益气，头不白，延年④卢本无"久服"以下十一字，不合全书通例，今从《纲目》补。

---

① 苏：指紫苏。《说文》"苏，桂荏也。从草，苏声"，"荏，桂荏，苏也。从草，任声"。荏、苏二字互训声转。

② 痈：《大观》卷十二、《证类》卷十二"松脂"条及徐本均无此字。莫从卢本、《纲目》。森立之本、刘衡如《纲目》校本、马继兴辑本，均据《唐本注》、寺本补入。为是。

③ 平：《大观》卷十二、《证类》卷十二、《纲目》卷三十五该条，并作"寒"字。莫从卢本。

④ 久服……延年：此十一字，《大观》卷十二、《证类》卷十二作《别录》文。卢本、顾本均无。又《纲目》卷三十五该条作《本经》文。莫从《纲目》补入。

案："热"下当有脱字，或"热"上当有"瘕"字。"子脏急痛"申"乳瘕"。盖槐实主"乳瘕"，当即产难，如便难称大瘕泻之比。《别录》主堕胎，甄云主产难，《大明》催生。其云"子脏急痛"，即产难而生者也。槐花，治一切血，与蒲黄同。茜根亦然，皆清血中之热也。当归行一切血中之寒，芎藭去一切血中之风，芍药疏一切血中之滞，白芷行一切血中之湿。

枸　杞

味苦，寒。主五内邪气，热中消渴，周痹。久服坚筋骨①，轻身不老《纲目》有"耐寒暑"三字。一名杞根，地骨，一名枸忌，一名地辅《纲目》"辅"作"节"。

案：据此知周痹亦有因于热者，与《灵枢》异。依《经》例，前后皆实推之，自指杞子。其"杞根，地骨"，中间当脱"名"字，盖至此始言根。

橘　柚

味辛，温。主胸中瘕热逆气，利水谷。久服去臭，下气，通神。一名橘皮。

案：陆潜园云化州橘树在本署签押房天井者最佳。只有一树，每年结五枚。花时已遣营兵守视，实时日夜守视

---

① 坚筋骨：原作"坚骨节"，义不顺。据《大观》卷十二、《证类》卷十二、《纲目》卷三十六该条、顾本、卢本改。

不绝。择日摘取，进贡四枚，其一枚供上官。此橘皮厚如两顺治钱，毛长寸许，瓤与皮离。初煎毫无香味，至四五煎方有香味，绿色可煎至十余次。其署内余地，尚有两树亦结实，然已不及矣。其近署地方所产者更不及，云签押房天井，掘下只有石而少土，故此树甚瘦，其干仅可小碗许，意者此地正当礞石聚处欤。

橘之治痰，治食生之痰。仲景以解鲙毒，止哕。哕，即逆气也。哕之由食气而生，见《灵枢》。以化州之橘兼得礞石之气，其性用即胜于他橘，礞石亦消食生之痰积故也，《本经》"利水谷"之义如此。

又《局方》二贤散亦治食痰，盖盐能软坚，则亦能消也。若半夏，乃治风寒所生痰水，故《经》先著"伤寒"二字。然则用二陈者，必外有风寒，内有食滞，两阻胸膈之气而生痰者乃宜之也。

附：橘柚说

橘柚，一名橘皮，异说纷纭，皆误于分作两物故也。泉谓：橘柚、柑橙，古皆称柚。后人别其味甘者为柑，气澄者为橙，而其色乔皇①者为橘，实则皆柚属也。《列子》云"吴越之国有大木焉，其名为櫾櫾，即"柚"字。如"由"作"籕"之比。碧树而冬青，实丹而味酸，食其皮汁已愤厥之疾"，与《韵会》引《说文》"橘树碧而冬青"合，他

---

① 乔皇：明亮美好貌。《太玄·交》："物登明堂，乔乔皇皇。"

书无有。如《列子》云者是周时，明以为柚为橘之大名也。孔注《禹贡》谓橘小柚大，皆为柑种，陆佃《埤雅》谓橙为柚属，李时珍《纲目》谓柑似橘，合之此《经》，皆足为四物统称之证。四物中柚最大，故得统三者而一其称。

柏 实

味甘，平。主惊悸。安五脏，益气，除风湿痹。久服令人润泽美色，耳目聪明，不饥不老，轻身延年_{明万历本同此。}

案：《金匮》竹皮大丸方下云"烦热，加柏实"，合《经》意。

茯 苓

味甘，平。主胸胁逆气，忧恚惊邪，恐悸，心下结痛，寒热烦满，欬逆，口焦舌干，利小便①。久服安魂养神，不饥延年。一名茯菟_{从顾本补。}

案："忧恚"以下六字，申"逆气"；"烦满"以下八字，申"结痛，寒热"，皆肾上乘心之症。

徐曰"古注茯苓，皆云'松脂入地所结，无苗、叶、花、实'。今之茯苓，皆有蔓可种，疑古今有异同也"。

① 利小便：此3字原脱，据《大观》卷十二、《证类》卷十二、《纲目》卷三十七、顾本、卢本补。

案：徐所见即《逢原》"出浙中之莳苓"。

凡松树顶秃、色萎、皮枯若死状，其下恒有茯苓，盖其津液不能上荣枝叶，则下结而为此。光绪二十六年，弁山湾民，于耙松柴时，忽得茯苓，大者一枚，重二十余斤，小者数枚，一二斤、三四斤不等，皆有树根中穿。又闻北都卡中，亦时于松下得茯苓，但不能如此之大耳。案：此真自生苓也。土人不知其可贵，多以之煮猪肉为饭食用，惜哉！物之不遇人，犹士之不遇知己欤。

榆　皮

味甘，平。主大小便不通。利水道，除邪气。久服轻身不饥。其实尤良。一名零榆。

酸　枣①

味酸，平。主心腹寒热，邪结气聚，四肢酸疼，湿痹。久服安五脏，轻身延年。

案：酸枣，即今南货店中所卖小圆紫色红枣也。卢本"枣"下有"仁"字。苏恭、寇宗奭皆云《本经》酸枣不言用仁，则今本"仁"字衍。《纲目》及顾校本亦无之。夫实醒睡，仁令睡，非可混也。

"心腹寒热，邪结气聚"半表半里也，"四肢酸疼，湿

① 酸枣：目录作"酸枣仁"，今据正文及莫氏案语、顾本、《证类》卷十二、《纲目》卷三十六改目录。

痹"申"邪结气聚"言，由酸疼渐成湿痹也。

干　漆

味辛，温。主绝伤。补中，续筋骨，填髓脑，安五脏，五缓六急，风寒湿痹。久服轻身耐老①。生漆去长虫（顾本五字在"久服"上，不及卢本良）。

案："五缓六急"，风血所致，未详。

此是淳漆，《本经》云无毒②，自是信语。后世多以桐油羼入，于是漆有毒，下咽之后难保不生疮疡。陶注《别录》谓人以鸡子汁和干漆，治虫多有致死者③是也。此古今本草之异，不可强。

蔓荆实

味苦，微寒。主筋骨间寒热，湿痹拘挛。明目坚齿，利九窍，去白虫。久服轻身耐老。小荆实又④等（顾本"又"作"亦"，义长）。

---

① 久服轻身耐老：此六字，《大观》卷十二、《证类》卷十二及顾本，在"生漆去长虫"下。莫氏同卢本。

② 无毒：《大观》卷十二、《证类》卷十二引《本经》"无毒"，而《别录》为"有毒"。又陶注："生漆毒烈……畏漆人乃死，外气亦使身肉疮肿。"古今对药物毒性认识有变化，须慎重对待。

③ 多有致死者是也：此段引文，《证类》卷十二陶注："畏漆人乃致死。"

④ 又：《大观》卷十二、《证类》卷十二、《纲目》卷三十六"蔓荆实"、卢本、顾本并作"亦"字。

案：蔓，当为"曼"。《广雅》"蔓荆，牡荆也"。"筋骨间"表也。"拘挛"二字，申"湿痹"。"明目坚齿"半表里也，"去白虫"里也。

附：蔓荆、小荆、溲疏总说

古者"曼"、"栾"字通。《左传》宋景公名"栾"，他书或云名"兜栾"，亦作"头曼"是也。据此则蔓荆即栾荆。苏颂谓"蔓荆，并不作蔓"①，足证韩、寇两家之失，《纲目》从之颇当。《说文》"曼，引也"。蔓荆枝条引长称曼者，对小荆言之，后人加艸，遂与瓜蔓字混耳。"曼"与"牡"为声转，《广雅》"蔓荆，牡荆也"，一语最的。陶氏误以牡荆为小荆，疑牡荆子大于蔓荆子，不应反称小荆，岂知小荆乃是石荆。陈藏器所谓石荆似荆而小，生水旁。《广济方》一名水荆。苏恭言"洛人以当栾荆者，非也"是矣。且据陈此言，石荆可当栾荆，必取相类，正与《本经》附小荆于"蔓荆"下意合。故知小荆即石荆也，而栾荆之当即曼荆可知已。

又案：李当之谓溲疏为蔓荆，云子如枸杞子，与陶注牡荆子如豆大亦合，其为一类二种无疑。

古者谓壮为牡，牡荆犹言木荆，如牡桂称木桂，以别于箘桂之例。溲疏，比枸杞称地骨、五加称木骨为大，故

---

① 蔓荆，并不作蔓：《证类》卷十二引《图经》"一说作蔓生，故名蔓荆，而今所有，并非蔓也"。

称巨骨。

辛　夷

味辛，温。主五脏身体寒热，风头脑痛，面䵟。久服下气，轻身明目，增年耐老。一名辛雉①雉，元大德本作"矧"，误，一名侯桃，一名房木。

案：此药治表及半表里。徐云辛夷与众本同植，必高于众木而后已。其性上向，故能升达清气。《别录》"新雉木"即此，"辛"即"新"字之省。《文选》注"新雉，辛夷也"。《经》云辛夷者，谓辛雉，木之荑也。"夷"即"荑"字之省。

杜　仲

味辛，平。主腰脊痛。补中益精气，坚筋骨，强志。除阴下湿痒②，小便余沥。久服轻身耐老。一名思仙。

案：《广雅》"杜仲，蔓榆也"，是杜仲为榆类。《局方》治痿有思仙木即此，杜仲乃其皮，故主表病。

---

① 辛雉：《大观》卷十二、《证类》卷十二、卢本、顾本作"辛矧"。《纲目》卷三十四云"夷，雉音相近也。今本草作'辛矧'，传写之误也"。又《御览》卷九百六十引《本草经》作"辛引"。莫氏同《纲目》。异文保留，以待后考。

② 湿痒：《大观》卷十二、《证类》卷十二、《纲目》卷三十五并作"痒湿"。莫氏从卢本。

桑上寄生

味辛①元大德本"辛"作"苦"，平。主腰痛，小儿背强，痈肿。安胎，充肌肤，坚发齿，长须眉。其实，主明目，轻身通神。一名寄屑，一名寓木，一名宛童②元大德本有此。

案："腰痛"以下八字，皆风病；"背强痈肿"，即龟背。古者茑、萝并称寄生，此则萝寄生也。若木耳则为茑寄生矣，并以在桑上者为佳。

今广西梧州人，种桑寄生子于桑枝皮中，如接花果法，待其发生长成，岁采其茎叶，煎为膏，遍货他省，他省皆贵之。一二年后，所接处约拱许，即截去，勿使拔尽桑气，须易一枝种之，彼土以为业。他省所出，多别自有根在上，但其茎叶绕桑上耳。即有生于桑枝者，是鸟衔他草木子，落留在此而生者，其种不一，不若梧州出者之即用寄生子也。

女贞实

味苦，平。主补中，安五脏，养精神，除百病。久服肥健，轻身不老。

---

① 辛：《千金翼》卷三、《大观》卷十二、《证类》卷十二、《纲目》卷三十并作"苦"字。莫氏从卢本

② 宛童：《大观》卷十二作《别录》文。《证类》卷十二、《纲目》卷三十七并作《本经》文。《证类》为是。

案：“安五脏”三句，半表里也。《本草》有“枸骨①”，《逢原》云即十大功劳。

蕤核

味甘，温。主心腹邪《纲目》“邪”下有“热”字结气，明目，目赤痛伤《纲目》“伤”字下有“目肿眦烂”四字泪出。久服轻身，益气不饥。

案：此即《尔雅》“蕤，白桵②也”。其不白者，即《别录》学木核③。学、桵同音。“心腹邪热④结气”半表里也。

藕实茎⑤

味甘，平。主补中养神，益气力，除百疾。久服轻身耐老，不饥延年。一名水芝丹。

案：此非今所云藕，乃今所云荷茎也。今之藕，古谓之蔤，见《尔雅》。近段缪堂《说文》注云荷茎藕生，故藕字从藕。然则《经》云藕实茎者，谓莲子及荷茎也。然陶注只解实、不解茎，疑《经》文原无“茎”字，且荷茎

① 枸骨：见《纲目》卷三十六附“枸骨”。
② 蕤，白桵也：《尔雅》“桵，白桵”。疏：“桵，通作蕤。《西京赋》注桵，白蕤也。《本草》蕤核。”
③ 学木核：见《证类》卷三十有名无用“一百二十种草木类”。
④ 热：《大观》卷十二、《证类》卷十二引《本经》无“热”字。
⑤ 藕实茎：《大观》卷二十三、《证类》卷二十三药图名称及顾本皆作“藕实”。可参看莫案。

不足当水芝丹之目。"补中养神，益气力"半表里也，近世谓莲子补心脾者以此。

大　枣

味甘，平。主心腹邪气。安中养脾，助十二经《纲目》"助十二经"四字在"窍"字下。顾尚之本通此，平胃气，通九窍，补少气少津液，身中不足，大惊，四肢重。和百药。久服轻身延年。叶，覆麻黄，能令出汗。

案：此即今红枣。云大者，对酸枣称小枣言之也。《埤雅》"大曰枣，小曰棘"是也。陶曰：道家方药，以枣为佳饵。其皮利，肉补虚，所以合汤，皆擘之也。据此知仲景书于枣云擘者，乃剥取皮之谓。

葡　萄

味甘，平。主筋骨湿痹。益气倍力，强志，令人肥健，耐饥一作"老"，忍风①寒。久食轻身，不老一作"饥"延年。可作酒。

案："益气倍力，强志"，凡藤皆然。本或作琐琐葡萄。琐琐，言小也。

蓬　蘽

味酸，平。主安五脏，益精气，长阴令坚邹本"坚"作

① 风：原脱，据《千金翼》卷四、《大观》卷二十三、《证类》卷二十三、《纲目》卷三十三、卢本补。

"人"，强志倍力，有子。久服轻身不老。一名覆盆。

案：此药列于前后皆子之中，自当为蓬蘽子，故一名覆盆。

附：蓬蘽说

诸家说蓬蘽不一。泉案：《山海经》注"蘽，一名滕"（滕，古"藤"字），是古之蘽，今之藤也。蘽其正称，藤则因其茎勒固，可以缄滕诸物名之。蓬，逢声，逢大也。蓬蘽，犹言大藤。《别录》别蘽为三，云蘽根，凡藤根也；云千岁蘽，言其古也；此蓬蘽，言其大也。编本草者宜汇为一条。凡蘽之子皆为莓，如乌蔹莓，即乌蔹之子是也。皆为莓，则亦皆为覆盆。如《纲目》注列"五莓"，皆以当覆盆是也。凡看《本经》，不必泥一名为一物，须知其囊括种类之义。依例推之，即葡萄亦是莓葡萄。葡萄①，声匍匐，又甫缶声。甫、缶之合声，正为莓也。《别录》三蘽皆强力舒筋之用，不甚殊异。《经》特以其形质大，则功效亦大，故独出蓬蘽。陶注则谓蓬蘽是根名，覆盆是实名。

鸡头实

味甘，平。主湿痹，腰脊膝痛。补中，除暴疾，益精气，强志，令耳目聪明。久服轻身不饥，耐老神仙。一名

---

① 葡萄：原作"匍匐"，据前后文义校改。

雁喙食①顾本"食"作"实"。泉谓：当作"含"，形近之误。王念孙《广雅疏证》引此无"食"字。但作"雁喙"，脱也。

案：此即今芡实，湖俗犹呼鸡头子。《淮南子》云鸡头已瘘，即谓此。"腰脊膝痛"四字，申"湿痹"。

胡 麻

味甘，平。主伤中虚赢。补五内《御览》九百八十九"五内"作"五脏"，益气力，长肌肉，填髓脑。久服轻身不老②。青蘘卢本作"巨胜叶，名青蘘"。叶，当为"苗"。今并从顾本，甘寒。无毒③。主五脏邪气，风寒湿痹，益气，补脑髓，坚筋骨。久服耳目聪明，不饥不老，增寿。巨《广雅》"巨"作"钜"胜苗也卢本无"甘寒"以下三十七字。今从顾本补正。《纲目》亦有，但无"巨胜苗也④"四字。

案：《别录》一名巨胜，今药肆巨胜非脂麻，亦非三角麻。胡麻有巨胜、藤弘、鸿藏诸名，而胡、巨、弘、鸿，皆训大也。其子小于黄麻而称大者，当以其结荚言。存中谓张骞自大宛带来，恐未确。不如陶注种出大宛一语为浑融。但《本经》既有，则在汉未通使以前矣。且与出

---

① 雁喙食：《大观》卷二十三、《证类》卷二十三、顾本并作"雁喙实"。《纲目》卷三十三作"雁喙"。莫氏从卢本。

② 不老：已下《大观》卷二十四、《证类》卷二十四引《本经》，皆有"一名巨胜，叶名青蘘"八字。卢本作"巨胜，叶如青蘘"。

③ 无毒：此二字《大观》卷二十四、《证类》卷二十四为《别录》文。

④ 巨胜苗也：此四字，见《纲目》（江西本）卷二十二"胡麻"条下"青蘘"之（释名）中，为《别录》文。

上党之言不大相刺谬乎？《纲目》且云：胡麻取油白者为胜，服食黑者为良，胡地者尤妙。然则中国固自有其种也，胡芎、胡枲，皆不自西域来。

麻蕡

味辛，平。主五劳七伤。利五脏，下血寒气《纲目》"以利五"以下七字，为《别录》。"气"下有"破积止痹散脓"六字，亦称《别录》，多食令人见鬼，狂走。久服通神明，轻身《纲目》"久服"以下七字，为《别录》。一名麻勃。

麻子，味甘，平。主补中益气，久服①肥健，不老神仙②卢本无"久服神仙"四字。今从《纲目》及顾本补。

案："寒气"当为"寒热"。古"气"字作"炁"，与"热"相似，故误。多食辛，则肺王乘肝，肝藏魂，魂不安，故"见鬼狂走"。久服辛，则气治，肺连心，故"通神明"。肺主气，气王则运速，故"轻身"。

又案：蕡，为将结之实，其性带散，散能宣滞结，可攻聚。此利脏、下血、破积、止痹、散脓之象也。子则已结实而不散，其润性，又足此"补中益气"、"肥健"之象也。

---

① 久服：《大观》卷二十四、《证类》卷二十四、卢本并为《别录》文。《纲目》卷二十二作《本经》文。莫氏从《纲目》及顾本。
② 神仙：《大观》卷二十四、《证类》卷二十四、卢本并为《别录》文。《纲目》卷二十二作《本经》文。莫氏从《纲目》及顾本。

附：麻蕡说

《说文》"麻，枲也[1]"、"枲，麻也"、"蕡，枲实也"、"芓，麻母也"母"读"蒙"上声。谓所以载子者。一曰芓即枲也"，而于"苴"云履中艸，然则麻枲其大名，可以通称蕡，为枲实，他书亦曰麻实。芓为麻母，又曰即枲，许[2]意并无雌雄之分也。"苴"为履中草，则并非麻名矣。窃谓"苴"犹粗也，今湖俗犹呼苴麻为粗麻布。《礼·丧服·小记》"苴杖"，疏："苴者，黯也。"荀子《礼论》"苴杖"注谓"以苴恶色，竹为杖"，《哀公篇》注谓"苍白色，自死之竹也"，于此诸解，知麻老则枯，枯则色恶，与履中用藉之干草一般，故以苴状之，非苴为有子之麻之专称，特相沿已久耳。

近歙程瑶田[3]《九谷考》曰以今北方种麻事目验之，牡麻俗呼花麻，夏至开花，所谓荣而不实谓之英者。花落即拔而沤之，剥取其皮，是谓夏麻，其色白。苴麻俗呼子麻，夏至不作花，而放勃。勃，即麻实，所谓不荣而实谓之秀者。八九月间，子熟则落摇而取之，子尽乃刈沤其皮而剥之。是谓秋麻，色青而黯不洁白。程氏此说与《齐民要术》合。《齐民要术》曰：麻子放勃时，拔去雄者，若

---

① 麻枲也：《说文》"麻，枲也"。注："麻与枲互训，皆兼苴麻、牡麻言之。"苴麻，指雌株。
② 许：据文义当指许慎。
③ 程瑶田：字易田，又字易畴，晚号让堂老人。安徽歙县人。清代文学家，通农书，著《释虫小记》《九谷考》等。

未放勃，先拔之则不成子也。彼云麻子放勃，是勃即子之先声。子麻夏至放勃时，花麻正开花，当拔去之开花者，即雄麻也。勃之非花，明矣。《本经》麻蕡一名麻勃，复出麻子①。陶隐居以蕡为勃，"勃勃然如花者"自是不误。其误勃为花者，自《吴普》始。窃谓：《本经》蕡外，又取子者，以初未成之蕊，与已结成之实，皆可采以入药也。《经》文"麻花上勃勃者"，"花"字疑本作"荂"。《尔雅》"芺蓟，其实荂"，注："芺与蓟，皆有翁苔，名荂。"荂即实也。然则荂正是勃，以其将实，故称其实。以《尔雅》证此《经》显然已。浅人见《说文》荂为华之重文，因改作"华"，又易以今"花"字，由是而以"勃"为"花"之误起。"荂"与"蕊"亦可通，湖俗读"蕊"如"二"，为凡将结子之称。《蜀都赋》②刘注"蕊或谓之华③，或谓之实。一曰花须头点也"。据此知，蕊无定状，凡高起粗大者皆得称之是勃，亦即蕊也。《周礼》注及《说文》以蕡为实者，因蕡必成实，故即谓实为蕡。盖据其初起，以要其终耳其实。蕡，贲声，亦敷大之义，与勃义同而音转。《淮南子》谓勃海为贲海可证也。如此作解，则诸书皆与《本经》通。而《本经》"花"字之误，愈显然已。不然《经》既明云花上，陶注焉得反云如

① 复出麻子：即《证类》卷二十四"麻蕡"条下，又分出"麻子"条。
② 蜀都赋：以下文句为"敷蕊葳蕤，落英飘飘"之注文。
③ 华：原作"花"，据以下文意及《文选》胡克家本改。

花乎？不应剌谬至此。且"勃"，"孛"声，《传》说①
"孛星"者，孛之言茀也，人肌中起者曰痱子，而药中如
繁，为旁勃、芘芨，一名毕勃；凫柴，一名勃脐，皆与痱
子形近。然则麻勃之为形可想矣，而"勃"之非花更明
矣。麻花，《本经》不取。

附：麻蕡辨

《经》例：凡草木之根、茎、叶、花、子，有兼取
一二者，其性用相似则同条。如"胡麻"下有青蘘，
"薏苡"下有其根，例之常也。然旋花，先花后根；茺
蔚，先子后茎；竹叶，先叶后根；茅根，先根后苗。先
者为主，后者为附，各视所重，此例之变易无定，不可
胜举也。至若蔓荆与小荆，黄蘖与檀桓，则异物而且同
条矣，亦以其性用同耳。若性用不同则异条，如瞿麦穗
与紫葳，香蒲与蒲黄，例之常也。然蘼芜列上品，而芎
藭列中品，而翘根列中品，而连翘列下品，石龙芮之与
水蕲，榆皮之与芜荑，皆以一本而并异其品，则各视所
贵，亦例之变也。"麻子"既列谷部中，而先及"蕡"
者，嫩老两收，而嫩者尤胜老者也。其异于自女贞以下
至白瓜，皆言子者以此。

---

① 传说：即《春秋谷梁传注疏·文公十有四年》："秋七月，有星孛入
于北斗。孛之为言犹茀也。"

冬葵子

味甘，寒。主五脏六腑，寒热羸瘦。破①从《千金》补五癃，利小便。久服坚骨长肌肉，轻身延年。

案："五脏"半表里也，"六腑"里也，"羸瘦"本停水所致。

苋　实

味甘，寒。主青盲明目。除邪，利大小便，去寒热。久服益气力，轻身不饥。一名马苋。

案："青盲明目"半表里也，"利大小便"兼里也，"去寒热"半表里也。此即白苋也，马言其大，对糠苋之称细苋言之也。或以马齿苋当之，非。今《千金》"蔬菜门"："苋实，一名马苋"，下云"即马齿苋也"，盖修者误增，非孙语。

白瓜子

味甘，平。主令人悦泽，好颜色，益气不饥。久服轻身耐老。一名水芝。

案：此即甘瓜子也。"白"字后人所加。"悦泽好颜色"，此去瘀之效。

---

① 破：《大观》卷二十七、《证类》卷二十七、《纲目》卷十六及卢本皆无此字。莫氏据《千金》补入。

苦 菜

味苦，寒。主五脏邪气，厌谷胃痹。久服安心益气，聪察少卧，轻身耐老。一名荼草，一名选。

案：此即茶。"茶"、"荼"① 古字同，其主治皆茶之功效也。茶叶须拣择，故名选。选，择也。陶注已疑此即茗矣，其尤苦者乃名槚，故《玉篇》② 茶字与荈茗类列，而"荼"下引《尔雅》"槚，苦荼"及注。"五脏邪气，厌谷胃痹"与龙眼主治颇相似。《纲目》以苦菜即苦苣，引《金匮》野苣不可共蜜食，令人作内痔云云，于气味下是谓苦菜即野苣也。然《千金》"蔬菜门"，苦菜与野苣并列，孙氏固不以为一物也。《说文》次字"苣"与"荼"不类次，许氏早不以为一物也，此陶注所以疑即茗也。

龙 骨

味甘，平。主心腹鬼注，精物老魅，欬逆，泄痢脓血，女子漏下，癥瘕坚结，小儿热气惊痫。齿，主小儿、大人惊痫，癫疾狂走，心下结气，不能喘息，诸痉。杀精

---

① 荼：《尔雅》"荼，苦菜""槚，苦荼"，疏："唐·陆羽《茶经》始减一画作'茶'，今则知茶，不复知荼也。"

② 玉篇：《玉篇》"茗，茗荈""荈，茶叶老者""荼，苦菜也"。又引《尔雅》"槚，苦荼"。注："树小似栀子，冬生叶，可煮作羹饮。"与莫氏相参考。

物。久服轻身，通神明，延年。

案：骨与齿主治，皆半表里症也。“痓”当为“痉”。今药肆以一种粘舌石为之，必不如《本经》所著性用。《纲目》“小儿”二字，在“息”字下作“小儿五惊十二痫”，“杀精物”三字在“大人”上，无“久服”以下九字。“诸痉”二字在“癫”字上，徐本与顾本同此。

麝 香

味甘①，明万历本作“辛”温。主辟恶气，杀鬼精物，温疟，蛊毒，痫痉，去三虫。久服除邪气②，不梦寤魇寐。

熊 脂

味甘，微寒。主风痹不仁，筋急，五脏腹中积聚③，寒热羸瘦，头疡白秃，

---

① 甘：《大观》卷十六、《证类》卷十六、《纲目》卷五十一、顾本并作“辛”。莫氏从卢本。

② 气：《大观》卷十六、《证类》卷十六、《纲目》卷五十一均无此字。莫氏从卢本。

③ 五脏腹中积聚：《千金》卷二十六食治门作“五缓若有积聚”。

面奸、皰、皯①。久服强志力②，不饥，轻身《千金》③
与此异。

案：此是猪熊。若人熊、马熊，乃罴也，非熊。

顾本无皯、力二字。《纲目》无力字。案："力"上当
有"倍"字。《千金》"熊肉，味甘，微寒，无毒。主风痹
不仁，筋急五缓。若腹中有积聚寒热羸瘦者，食熊肉，病永
不除"，其脂治与肉同。又"去头疡白秃，面奸黯，食饮呕
吐"。案：依《纲目》除"食饮呕吐"四字为《别录》文
外，余皆当为《本经》。而《本经》以"熊脂"标目，《千
金》则自"头疡"以上为"脂肉"所同，自"头疡"以下
为"脂"所独为异。以《经》中"五脏"作"五缓"，则
与《证类本草》"熊肉"下所引"中风痹疾，脚气风痹"二
方下皆言"五缓"同，可知"脏"字的系"缓"字之误。
其"腹中积聚，寒热羸瘦"八字，则《本经》为熊脂主治。
而《千金》与之大乖，《食疗》张鼎说与《千金》同，疑唐
时《本经》原文如此。《纲目》及卢本，皆后人改也。《纲
目》以无头无尾之"食饮呕吐"四字列入《别录》，必非原

---

① 皯：《大观》卷十六、《证类》卷十六、《千金翼》卷三无此字。莫
氏从卢本。

② 力：《千金》卷二十六、《千金翼》卷三与《大观》卷十六、《证类》
卷十六、《纲目》卷五十一均无此字。莫氏从卢本。

③ 千金：《千金》卷二十六食治门："风痹不仁，筋急五缓，若腹中有
积聚，寒热羸瘦者，食熊肉永不除。"然《千金翼》卷三与《大观》卷十六、
《证类》卷十六、《纲目》卷五十一相同。森立之认为"古《本草》如此，今
白字有误……盖《食疗》所据尚未误，今本有脱落亦未可知"。

文。当断自"去头疡白秃，面皯皰，食饮呕吐"十二字为《别录》。其《本经》主治自当自"风痹不仁，筋急五缓"八字止，其若"腹中有积聚，寒热羸瘦者，食熊肉，病永不除"乃《本经》破格切戒语，浅人见全《经》无此例，怪而改之，遂如今本耳。其标目当云"熊肉脂"，如药实根、藕实茎之例，乃与诸家说合。传写脱"肉"字，故与《千金》不合。

白　胶

味甘，平。主伤中劳绝，腰痛羸瘦，补中益气。妇人血闭无子，止痛安胎。久服轻身延年。一名鹿角胶。

案：此温养冲督之药。"劳绝，腰痛羸瘦"者，谓每逢劳事之绝异常时之日，辄觉腰痛，致"羸瘦"也，其症属伤中，故冠以"伤中"二字。"血闭"谓气衰不生血。《逢原》云"取嫩角寸截，置小罈中，酒水和①，盆盖，泥封，糠火煨三伏时，捣细如霜，名鹿角霜。今人每以煎过胶者代充，其胶既去，服之何益"。案：如张说，知方书云鹿角霜，乃制鹿角法，正当《本经》"鹿角"下主治，非有二也，《纲目》② 分列之，殊非。

阿　胶

味甘，平。主心腹内崩，劳极洒洒如疟状，腰腹痛，

① 和：《本经逢原》卷四作"相和"。
② 纲目：《纲目》卷五十一附："白胶，一名鹿角胶，粉名鹿角霜。"可参。

四肢酸疼，女子下血，安胎。久服益气。一名傅致胶①。

案：此即今黄明胶也。以水煮牛皮为之，故与牛角䚡同为治血之用。而此尤为补血调经之圣药。所云主治与白胶相似。

"心腹内崩"，即《素·痿论》"心下崩，乃下血②"由上乘之。谓劳事至极之时，便觉"洒洒如疟，腰腹痛，四肢酸疼"者，乃脾间劳气下乘于肾，在女子亦下血也。"安胎"者，谓血止不下，而胎自安也。此药有敷布、推致之效，故云傅致，傅之言敷也。今阿胶，用唐·陈藏器法，以阿井水煮黑骊③皮为之，则为熄风、沉降之用，与《本经》主治绝异。

石　蜜④

味甘，平。主心腹邪气，诸惊痫痓。安五脏诸不足，益气补中，止痛解毒，除众病，和百药。久服强志轻身，不饥不老《纲目》有"延年神仙"四字。一名石饴。

案：以《别录》称岩蜜，言之石当为岩。"诸惊痫痓"四字，申"邪气"。

---

① 傅致胶：本为古代画纸及丹青常用之胶品。汉·陆贾《新语·道基》："伎巧横出，用意各殊，则加雕文刻镂，傅致胶漆，丹青玄黄琦玮之色，以穷耳目之好，极工匠之巧。"莫氏释胶之名义合于古义。

② 乃下血：《素问·痿论》作"心下崩，数溲血也"。

③ 骊：《大观》卷十六、《证类》卷十六引《图经》作"驴"字。

④ 石蜜：《大观》卷二十、《证类》卷二十引陶注："石蜜，即崖蜜也。"可参。

卷　上

七五

蜂 子

味甘，平。主风头，除蛊毒，补虚羸伤中。久服令人光泽，好颜色，不老《纲目》有"轻身益气"四字列《别录》。

案：据《纲目》以此为蜜蜂子，此下尚有"土蜂子主痈肿，一名蜚零"① 若干字。

《别录》② "大黄蜂子，主心腹胀满痛"。

蜜 蜡

味甘，微温。主下痢脓血，补中续绝伤，金疮，益气，不饥耐老。

案："金疮"二字，申"续绝伤"。

后世又有虫白蜡，乃冬青树上虫所为，亦"续绝伤"。蜜蜡之治下痢脓血，《别录》及《金匮》《千金方》皆祖此。《肘后》治霍乱吐利，又"以蜡一弹丸，热酒一升，化服"，何也？以蜡炼蜜滤入水，候凝而成蜜，既主肠澼杀虫，又主心腹邪气，又止赤白痢，则蜡自能"止利脓血"也。蜜蜡之于石蜜，犹消石之于朴消，一生成，一熔化也。《金匮》《千金》胶、蜡同用，取其重坠直达下焦，当是治蛊利为合。又古方蜜蜡熔化，和酒服，能治一切失

---

① 土蜂子主痈肿，一名蜚零：此十字，《大观》卷二十、《证类》卷二十、顾本并作《本经》文。《纲目》卷三十九作《别录》文。莫氏从卢本。

② 别录：以下主治，《证类》卷二十作《本经》文。

血，殆即"续绝伤"也，凡失血，皆为经络脉绝伤。

牡 蛎

味咸，平。主伤寒寒热，温疟洒洒，惊恚怒气。除拘缓，鼠瘘，女子带下赤白。久服强骨节，杀邪鬼，延年。一名蛎蛤。

案：牡蛎主治，皆属痰水之在半表里者，"寒热洒洒"尤易见。其"惊恚怒气"，则阻气而致，痰水之由也。"拘缓鼠瘘"皆痰水结聚所致。鼠瘘，即今痰疬。"带下赤白"尤为津血不利之证，当是白中带赤，痰热为之。古"蛎"字不从虫，厉蛤为蛤之粗厉者，与文蛤反。

龟 甲

味酸①，《纲目》作"甘"平。主漏下赤白，破癥瘕痎疟，五痔阴蚀，湿痹，四肢重弱，小儿囟不合。久服轻身不饥②"久服"以下，从顾本补。一名神屋。

案：云甲者，是用全壳不专用版。虽"破癥瘕"，而大意主收。"四肢重弱"申"湿痹"。

---

① 酸：《大观》卷二十、《证类》卷二十、顾本并作"咸"字。莫氏从卢本。

② 久服轻身不饥：此六字，《大观》卷二十、《证类》卷二十及顾本皆作《本经》文。卢本无，故莫氏补入。

桑螵蛸

味咸，平。主伤中，疝瘕阴痿，益精生子，女子血闭腰痛。通五淋，利小便水道。一名蚀疣。生桑枝上，采蒸之。

案："五淋"三句，今用反此。

龟甲主治诸症，似散实收，螵蛸则似收而实散。所以然者，甲主外裹，收象也；子主内滋，散象也。《伤寒论》无用龟甲者，正忌其收。小柴胡汤有加螵蛸者，正用其散。《本经》言有蕴藉，或取相反为义，以待能者之引申。欲知之法，当以仲景、思邈辈方中参之。云"囟不合"，微示其收；云"血闭"，微示其散。《伤寒论》小柴胡证[①]用此者，取治疝瘕、利水道之义引申之。蚀疣，以功效为别名。考危氏《得效方》以此治小儿软疖，《纲目》谓"今人病疣，往往捕此食之"，是明明言主治也，与通淋利水文义紧接。"郑志答王瓒问"及高注《吕览》《广雅》，皆以食疣为螳螂别名。

---

① 证：原作"症"，据《伤寒论》"小柴胡汤证"改。

卷 中

中品药：一百二十种

雄黄　雌黄　石硫黄　水银　石膏　磁石　凝水石
阳起石　理石长石　石胆　白青　扁青 徐本在上品　膚青
干姜　葈耳实　葛根　括楼根① 　苦参　茈胡 徐本在上品
芎䓖　当归　麻黄　通草　芍药　蠡实　瞿麦　玄参　秦
艽　百合　知母　贝母　白芷　淫羊藿　黄芩　石龙芮
茅根　紫菀　紫草　茜根　败酱　白鲜　酸酱　紫参　藁
本　狗脊　萆薢　白兔藿　营实　白薇　薇衔② 　翘根
水萍　王瓜　地榆　海藻　泽兰　防己　牡丹　款冬花
石韦　马先蒿　积雪草　女菀　王孙　蜀羊泉　爵床　栀
子　竹叶　蘖木 徐本在上品　吴茱萸　桑根白皮　芜荑　枳
实　厚朴　秦皮　秦椒　山茱萸　紫葳　猪苓　白棘　龙
眼　木兰　五加皮　卫矛合欢　彼子　梅实　核桃仁③ 徐本
在下品　杏核仁　蓼实　葱实　薤　假苏　水苏　水蘄　发
皮 徐本在上品　白马茎鹿茸　牛角䚡　羖羊角　牡狗阴茎
羚羊角　犀角　牛黄 徐本在上品　豚卵　麋脂　丹雄鸡 徐本
在上品　雁肪　鳖甲　**鮀鱼甲**　蠡鱼　鲤鱼胆　乌贼鱼骨

---

① 括楼根：《证类》卷七作"栝楼"。
② 薇衔：原作"薇御"，据顾本改。
③ 仁：原作"人"，据本书前"薏苡仁"改。下"杏核仁"同。

海蛤　文蛤　石龙子　露蜂房　蚱蝉　白僵蚕

案：《纲目》中品有雁屎白，今无。考明人谓《本经》葱、薤合条，岂误分于彼，故误脱于此欤。

雄　黄

味苦，平①一本有"寒"字。主寒热鼠瘘，恶疮，疽痔，死肌。杀精物，恶鬼，邪气，百虫毒，胜五兵②。炼食之，轻身神仙。一名黄金石③。

案："寒热鼠瘘"一病名。"死肌"，腐肉也。

雌　黄

味辛，平。主恶疮，头秃痂疥。杀毒虫虱，身痒，邪气诸毒。炼之久服，轻身增年不老。

案："头秃痂疥"四字，申"恶疮"；"身痒"二字，申"毒虫虱"。

---

① 平：《大观》卷四、《证类》卷四并作"平寒"，莫氏从卢本、顾本、孙本。

② 五兵：为古代五种兵器的总称。出《左传·昭公二十七年》："……取五甲五兵……帷诸门左。"《周礼·夏官》郑注记为戈、殳、戟、酋矛、弓矢，《春秋谷梁传·庄公二十五年》记为矛、戟、钺、楯、弓矢，《淮南子·时则训》高注记为刀、剑、矛、戟、矢。

③ 黄金石：《大观》卷四、《证类》卷四、孙本作"黄食石"。莫氏同卢本、顾本。

石硫黄

味酸，温。主妇人阴蚀，疽痔，恶血。坚筋骨，除头秃。能化金、银、铜、铁奇物。

案："恶血"二字，申"阴蚀，疽痔"。

水　银

味辛，寒。主疥瘘，痂疡白秃。杀皮肤中虱，堕胎，除热。杀金、银、铜、锡毒。熔化还复为丹，久服神仙，不死。

案：此据陶申《别录》说，乃烧丹砂所出者，故能复为丹砂，他处所出恐不能如《本经》之效。其用生者，尤非《本经》意。以汞粉能去风，故治"疥瘘，痂疡，秃，虱"诸虫之生于风者。今用可取轻粉，一名腻粉。

石　膏

味辛，微寒。主中风寒热，心下逆气，惊喘，口干，舌焦不能息，腹中坚痛，除邪鬼，产乳，金疮。

案：古方无有以石膏杀"鬼"者，疑《经》"鬼"字乃"气"字之误。"坚痛"为热结之坚痛。

仲景用石膏，于恶寒者禁之，此治寒热者，非疠①也。

---

① 疠：通"疠"，指疫病。《墨子·尚同》中篇："疾菑疠疫。"孙诒让《间诂》："案，疠疫，即《兼爱》下篇之'疠疫'，疠、疠一声之转。"

恶寒犹带表邪者不可用，里热乘外而寒者正宜。用于"逆气"知其乘，"惊喘，口干，舌焦不得息"九字，心下逆气之症也，所以申"逆气"也。于"腹中坚痛"知其结在中，凡结在中者，非下注即上逆，皆乘也。又"寒热"表症也，"腹中坚痛"里症也，"心下逆气"半表半里症也。合而言之，则知仲景于表里俱热者用此。

磁　石

味辛，寒。主周痹，风湿，肢节中中，一作"肿"痛，不可持物，洗洗酸㾓①。除大热烦满及耳聋。一名玄石。

案：磁石虽主湿痹，要惟肾虚中风所致者宜之，他经不可用。"风湿"以下十四字，申"周痹"；"大热烦满及耳聋"，盖热痹也。

凝水石

味辛，寒。主身热，腹中积聚邪气，皮中如火烧，烦满。水饮之，久服不饥。一名白水石。

案："腹中积聚邪气"里症也，"皮中如火烧"表症也，"烦满"半表半里症也。此与石膏虽同为表里俱治，而凝水石治里居多。盖"皮中如火烧"，亦"烦满"外乘所生也。

---

① 酸㾓：即四肢酸楚疼痛。《周礼·天官冢宰·疾医》"春时有痟首疾"。汉·郑玄注"痟，酸削也"。《说文》"酸㾓，头痛。从广肖声"。

阳起石

味咸，微温。主崩中漏下，破子脏中血，癥瘕结气，寒热，腹痛，无子，阴痿不起，补不足。一名白石。

理　石

味辛，寒。主身热，利胃解烦，益精明目，破积聚，去三虫。一名立制石。

长　石

味辛，寒。主身热，胃中结气_{顾尚之本无"胃中结气①"}_{四字}，四肢寒厥，利小便，通血脉，明目，去翳眇②，下三虫，杀蛊毒。久服不饥。一名方石。

案：理石、长石皆主身热，治表也；理主利胃，长主胃中结气，皆治里也；理主解烦、破聚、明目，长主四肢寒厥、利小便、明目，皆治半表半里也。而益精与通血脉相似，去三虫与下三虫、杀蛊毒同，去翳眇又较明目为甚，可知二石性用大同而长石尤烈。今或概乱入石膏中。理石，石膏之粗理者；长石，即硬石膏。

---

① 胃中结气：《大观》卷四、《证类》卷四作《别录》文。莫氏同卢本。

② 翳眇：眼翳障病。《说文》"眇，一目小也"，《诸病源候论》卷二十八"翳障，则偏覆一瞳子，故偏不见物，谓之眇目"。

石　胆

味酸《纲目》"酸"下有"辛"字，寒。主明目。目痛，金疮①，诸痫，痉，女子阴蚀痛，石淋寒热，崩中下血，诸邪毒气。令人有子。炼饵服之，不老《纲目》"老"下有"久服增寿，神仙②"六字。能化铁为铜《御览》九百八十七"铜"下有"合"字，即"令"之误成金银《纲目》"能化"以下八字作《别录》。一名毕石。

案：此《纲目》以为胆矾。

白　青

味甘《纲目》"甘"下有"酸咸"二字，平。主明目，利九窍，耳聋，心下邪气，令人吐，杀诸毒、三虫。久服通神明，轻身，延年不老《纲目》无"延年不老"四字。

案：今铜青亦令人吐。

扁　青

味甘，平。主目痛，明目，折跌，痈肿，金疮不瘳。破积聚，解毒气，利精神。久服轻身不老。

---

① 疮：孙本，森立之本作"创"。创，通"疮"，皮肤或黏膜上的溃烂处。《正字通·刀部》："创，又疡也。通作疮。"《礼记·杂记下》："身有疡则浴，首有创则沐。"

② 久服增寿神仙：此六字《大观》卷三作《别录》文，《证类》卷三作《本经》文，莫氏注同《纲目》。

膚 青

味辛，平。主蛊毒，及蛇、菜肉诸毒，恶疮。不可久服，令人瘘① "不可"以下七字从《纲目》补。

案：此即《别录》绿青，而《纲目》以《别录》之"绿青"为《本经》，以《本经》之"膚青"为《别录》，误。泉谓：膚青、绿青，一也，故一名绿膚青。陶注谓即用画绿色者，亦出空青中相挟，苏恭谓即扁青，画工呼为石绿，究无定论。但"扁青"自有专条，《本经》决无重出之理。以名义推之，必其形如膚，其类为青，其色则绿者，方足以当此三称。而宋《嘉祐》别出"铜青"，一名铜绿，青绿杂称与"绿青"义合。今湖中广货店有铜青，形如茶点中之香屑糕，方约寸许，面上一分绿色如砂，底三四分则白，即此《经》所指。若《拾遗》曰铜青乃铜器上绿色者，陶②洗用之；《纲目》曰近人以醋制铜生绿，收干用之。此虽亦青生于膚，与陶、苏义不合。

干 姜

味辛，温。主胸满，欬逆上气。温中，止血，出汗，逐风湿痹，肠澼下痢。生者尤良。久服去臭 "臭"原作

---

① 不可久服令人瘘：此七字《大观》卷四、《证类》卷四作《别录》文。瘘，《大观》卷四、《证类》卷四、《千金翼》卷二作"瘦"。

② 陶：除。《广雅·释诂三》："陶，除也。"钱大昭疏义："陶与掏同。掏择亦除粗取精也。"

"息"，从《纲目》改气，通神明。

案：此治半表半里之药，而能兼及表症、里症，故仲景泻心汤诸方用之。《伤寒论①》止痢用干姜，治痹用生姜。

菓②耳实

味甘，温。主风头寒痛，风湿周痹，四肢拘挛痛，恶肉死肌。久服益气，耳目聪明，强志，轻身。一名胡枲，一名地葵。

案：此今谓之"苍耳子"。"寒"当为"塞"，与痹、挛痛、死，皆不通之称。此味辛烈，故能治一切闭塞。《唐本草》服苍耳茎叶丸满百日，肌如凝脂，《苏沈良方》服苍耳茎叶散十余年，至七八十红润轻健，皆去"恶肉死肌"之引申义，则子与茎叶，用相仿也。由是推之，苍耳之治"风湿痹"乃治躯壳之风湿痹，不能及脏腑，故《本经》之言止此。

《纲目》自"益气"以上皆称"陈藏器"，又不采《别录》。

葛 根

味甘，平原衍"无毒"二字，今从顾本删。主消渴，身大

---

① 论：原作"例"，宋本《伤寒论·伤寒例》无"止痢用干姜，治痹用生姜"之说，据上下文意改。
② 菓：原作"枭"，据目录改。

热，呕吐，诸痹。起阴气，解诸毒。

葛谷，主下利十岁以上卢本无此九字，今从《纲目》补。一名鸡齐根①。

案："消渴，身大热，呕吐"七字句，盖温症也，故治温宜葛根。《千金》《外台》诸治温邪呕吐方皆用之，其治"诸痹"者亦风热之痹。"起阴"者，谓开提里分痹著之气，如今用治痢、解酲②是也。其治"呕吐"者，乃治表邪内攻之呕吐。其谷③，磨之为屑即葛粉。

葛之有刺者曰葏草，一名葛勒蔓。

括楼根

味苦，寒。主消渴身热，烦满大热。补虚，安中，续绝伤。一名地楼。

案：主治与葛根大同，但葛根治表邪将入里之症，而此治里邪淫于表之症，义迥不同。

苦　参

味苦，寒。主心腹结气，癥瘕积聚，黄疸，溺有余

---

① 一名鸡齐根：原脱，据本书体例及《大观》卷八、《证类》卷八补。
② 酲（chéng 乘）：酒醉不醒，或酒醒后神志不清。《玉篇·酉部》："酲，醉未觉也。"《字汇·酉部》："酲，酒未醒。"《晏子春秋·内篇谏上》："景公饮酒，酲，三日而后发。"苏兴注："言醉寝三日而后起也。"
③ 其谷：即其实。《纲目》卷十八："其子绿色，扁扁如盐梅子核……《本经》所谓葛谷是也。"又谓："《本经》葛谷，即是其实也。"

沥，逐水。除痈肿，补中，明目止泪。一名水槐。一名
苦藏。

案：此治半表半里及里症，而绝无与于纯表者。"明
目止泪"与槐同功，故以槐称。水当为"小藏"，本酸浆
之名。云苦藏者，苦参较酸浆尤苦故也。酸浆之属，有龙
葵、龙珠。

茈　胡

味苦，平。主心腹，肠胃中结气①，饮食积聚，寒热
邪气，推陈致新。久服轻身，明目，益精。一名地熏。

案：茈胡色紫，故称茈，俗读如"柴"字，遂作柴，
"柴"亦"此"声也。《别录》有前胡，《玉篇》作"湔
胡"，湔犹洗也，与推陈致新义合。《别录》谓柴胡荡涤肠
胃，与湔义合，则前胡乃柴胡之别种也。故《外台》用仲
景大小柴胡汤，或皆作前胡。柴、前一声之转，如耶、谐
二字，湖音皆读如"瑕"，苏音皆读如"圆"。

"心腹"半表里也，"肠胃"里也。"熏"与"蒿"同
义。《礼记》"焄蒿凄怆"，焄即"熏"字。

芎　藭

味辛，温。主中风入脑，头痛，寒痹，筋挛缓急，金

---

① 肠胃中结气：《大观》卷六、《证类》卷六、《千金翼》卷二、孙本
作"去肠胃中结气"，莫氏同《纲目》、卢本、顾本。

疮，妇人血闭，无子。

案：芎䓖与当归可参。头脑，表也；欬逆，里也；寒痹，表也；温邪，里也；血闭无子因于塞，亦表也；漏下绝子因于通，亦里也。绎此知"芎"表而"归"里矣！古方佛手散，表里同治方也。但"归"之治里，亦是治半表半里中之里，故兼主皮肤洗洗。芎之治表，亦是治半表半里中之表，故兼主心下毒痛，《金匮》养胎丸下云心下毒痛加芎䓖。泉谓：芎䓖，《左传》作"鞠窮"，而《仪礼》郑注引《论语》"孔子之执圭，鞠窮如也"，孔注《论语》亦作鞠窮，云敬谨貌。凡人敬谨则心思提起，顾名思义，可知此药之升提矣。心下毒痛当是表寒内陷，或风寒内抑，故用此提出之耳。

当　归

味甘，温。主欬逆上气，温疟，寒热洗洗在皮肤中①，妇人漏下，绝子，诸恶疮疡，金疮。煮饮之。一名干归。

案：皮肤，经络也。湖俗呼为荷包牡丹。花草鲜者极润，能致泄，须晒干用，故一名干归。

麻　黄

味苦，温。主中风伤寒，头痛，温疟，发表出汗，去

---

① 寒热洗洗在皮肤中：《大观》卷八、《证类》卷八、孙本为"寒热洗在皮肤中"，莫氏与《纲目》同。洗，音癣，同"洒"，寒貌。

邪热气，止欬逆上气，除寒热，破癥坚积聚。一名龙沙沙，古"莎"字。

案："中风伤寒"一病名。麻黄乃躯壳及胸膈总治之药，向乎表而兼顾半表半里者。

通　草

味辛，平。主去恶虫，除脾胃寒热，通利九窍、血脉、关节，令人不忘。一名附支。

案：此兼治津血之药，诸家皆以为木通。

芍　药

味苦，平。主邪气腹痛。除血痹，破坚积，寒热，疝瘕，止痛，利小便，益气。

案：此乃通治血脉之药。

蠡　实

味甘，平。主皮肤寒热，胃中热气，风寒湿痹，坚筋骨。令人嗜食，久服轻身。花、叶去白虫。一名剧草_{剧，当为"刷"}，一名三坚，一名豕首。

案：蠡实，《别录》作"荔实"。《说文》荔草"似蒲而小，根可为刷"，夫云似蒲，则与高诱称为旱蒲合。《广雅》"荔，一名马蔺"，《说文》"蔺，蒲属"亦合也。云可为刷，其物必坚，则与郑康成《礼注》称"荔挺"者合。近程瑶田曰"荔，今北方人束其根以刮锅"，李时珍以荓马帚当之，误矣。程说最得《本经》。一名剧草，"剧"字当即"刷"字之误。《图经》云蠡结实如角子，云如角子，则与称"蠡"者合。《本经》"豕首"，"豕"字当即"蠡"字之误，"蠡"或从"豕"者，以象、豕二字可通耳。写者脱虫，遂作"豕首"，致与天名精同名。

又案：据《说文》知，蠡实是蒲属。

瞿 麦

味苦，寒。主关格，诸癃结，小便不通。出刺①，决痈肿，明目，去翳，破胎堕子，下闭血。一名巨句麦。

案：《经》以关格本为呕吐、小便闭之名，故复申之。曰"诸癃结，小便不通"，言其不治呕吐也。《本经》自申其说者甚多，疑古本止云关格，后来名医如华佗、仲景辈讨论之，乃知其实治下不治上，遂著此以示后人也，不治格而《经》文云云者，与《伤寒·平脉法》"下微本大者，则为关格不得溺"一例从。可知《经》文凡言寒热者，亦不必寒热皆有矣。欲穷《经》者，须知古义难为执一者，道也。

又案：此药今谓洛阳花，一名石竹。

---

① 出刺：即除去刺入皮肤之异物。如《千金》卷二十五"治刺在肉中不出方"，即用煮瞿麦汁内服。

玄① 参

味苦,微寒。主腹中寒热积聚,女子产乳余疾,补肾气,令人目明。一名重台。

案:此药总治热结气,不可治寒。于此又可见《经》文"寒热"二字,非必果兼有之也,况有"令人明目"一句可证乎!

秦 艽

味苦,平。主寒热邪气,寒湿风痹,肢节痛,下水,利小便。一名秦瓜②。

案:秦艽,《外台》或作蓁艽,此亦秦非地名之一证。艽,古作"艻",从"丩"。"丩"犹纠缭也。人身纠缭之物,外则筋,内则肠,故主"肢节痛""利小便",且可知其为治半表半里药。

百 合

味甘,平。主邪气腹胀,心痛,利大小便,补中益气。

案:此即今白花百合也。其红花者名山丹,今亦呼百

---

① 玄:顾本,孙本作"元",系避清康熙帝玄烨讳。
② 一名秦瓜:此四字《大观》卷八、《证类》卷八均无,据《证类》卷八萧炳引《本经》补入。

合，而非《经》所指。孙德祖[1]《寄龛乙志》：百合出中州者味甘，以其同天地中气也。瓣纤长类佛手柑，最易辨识。嵩山所出尤佳。天生岁久者，能却病延年，殊不易得，亦朱草、肉芝之亚也。嵩山兼出黄精，久服功效不亚参、苓。

百合入血之品，润药也，故百合病用之。于《经》文推之，凡言邪气者，皆以在半表半里为正。

知 母

味苦，寒。主消渴热中[2]，除邪气，肢体浮肿，下水，补不足，益气。一名蚳母即蝭母，古者"是""氏"通用，一名连母，一名野蓼，一名地参，一名水浚"浚"当即"蔆"字之误，一名水参，一名货母，一名蝭母。

案：肢体为热所壅，故浮肿。其云"下水"，虽不必专主小便，然热壅津液之小便不利亦能下之。知母亦有浸淫之性，故称蔆。

贝 母

味辛，平。主伤寒烦热，淋沥，邪气，疝瘕，喉痹，

---

① 孙德祖：清代浙江德清人，同治年举人。著有《寄龛志》（甲、乙、丙、丁志）。

② 热中：即中热。《素问·腹中论》"夫子数言热中消中，不可服高粱芳草石药"。王冰注："多饮溲数，谓之热中。"《灵枢·五邪》"阳气有余，阴气不足，则热中善饥"。

乳难，金疮风痉。一名空草王念孙说"商"即"菡"字之误。泉谓"空"，又因"商"而误。

案："乳难"以上皆因于痰。"金疮风痉"一病名，亦治痰之引申。

《尔雅》《释文》引此，又有一名药实，一名苦华，一名苦菜，一名商草，一名勤母，今皆作《别录》。

白　芷

味辛，温。主女人漏下赤白，血闭阴肿，寒热，风头侵目泪出。长肌肤，润泽《纲目》"泽"下，有"颜色"二字，可作面脂。一名芳香。

案：《经》云治"漏下，血闭，阴肿"者，风邪留而入里侵下也；其治"头风泪出"者，风邪犹在上也。上下并治，亦半表半里之品。

淫羊藿

味辛，寒。主阴痿绝伤，茎中痛，利小便，益气力，强志。一名刚前前，当为"筋"，刚筋谓强茎也。《素·热论》"颊前"，杨上善"前"作"筋"。

案：淫，大也，《诗》曰"既有淫威"。羊犹佯也，言其大而似藿也。本草家谓淫羊以此为藿，喜食之，凿矣。此药能强人筋，故别名刚筋。《经》文"前"字，即

"筋"字之误。《尔雅》"颩，九叶"，瞿氏颢[1]云即淫羊藿，关中呼为三枝九叶草。

黄 芩

味苦，平。主诸热黄疸，肠澼泄痢，逐水，下血闭，恶疮，疽蚀[2]，火疡[3]。一名腐肠。

案：此药泄、闭并治者，非戾也。总是去"瘀热"耳，故并不论水血，为心腹擁[4]滞之热之主药。

又案：《本经》言泄痢者十三：矾石，泄痢白沃；五石子，泄痢肠澼，脓血；云实、龙骨皆主泄痢脓血；黄芩，肠澼泄痢；女苑，泄痢肠鸣，上下无常处；蘖木，止泄痢，女子漏下；枳实，止痢；羖角，止寒泄；鸡肛脛皮，主泄痢；殷孽，主瘀血泄痢；藜芦，主泄痢肠澼；腐婢，主泄痢。盖古者于凡窍通津血利者，皆谓之"泄痢"也。《本经》言"泄澼"者一，滑石主泄澼。澼，辟也。《本经》言下痢者三：黄连，肠澼腹痛下痢；蜜蜡，下利

---

① 瞿氏颢：疑为翟颢，又作翟灏，字大川，一字晴江，浙江仁和人。乾隆十九年中进士第，曾任金华府学教授。著《通俗编》。但查《通俗编·草木》，无相关记载。

② 疽蚀：古病名，"蚀"字意为溃腐。《说文》"蚀，败创也"。疽蚀，即疽病溃烂症状。

③ 疡：痈疮溃烂。《尔雅·释训》："骭疡为微。"郭璞注："疡，疮也。"《素问·风论》："皮肤疡溃。"王冰注："皮肤破而溃烂也。"

④ 擁，通"壅"。壅塞，壅滞。为音近相通。《伤寒论·辨脉法》："寒厥相逐，为热所擁，血凝自下，状如豚肝，阴阳俱厥。"

脓血；干姜，肠澼下痢。"下"即"泻"字，泻、泄同义。

石龙芮

味苦，平。主风寒湿痹，心腹邪气。利关节，止烦满。久服轻身，明目，不老。一名鲁果能，一名地椹。

案：吴普、苏恭皆云是水靳之子，其黄花有毛者即钩吻。

附：水靳、石龙芮、钩吻说

医书芹、蕲、堇、靳多相乱，古者"堇"字作"菫"，从草堇声。"堇"训黏土，本与"堇"别；而"艱"字从"堇"艮声，"艮"与"斤"通，如龈断之例。堇加斤即为蕲，蕲省"艸"① 即为靳，蕲省堇即为芹，艱省"堇"为艮，艮加"艸"即为茛。《本经》"水靳"亦作"水菫"，称水茛。毛菫称毛茛，则水靳明系水茛也。石龙芮即其子，故吴普、苏恭皆云石龙芮一名水菫，而《博雅》云"钩吻，毛茛也"。然则《本经》之列水靳、石龙芮与钩吻者，乃是茛之二种，与《金匮》食芹禁忌中水茛今《金匮》"茛"作"茛"，又衍"茗"字于"茛"下，误中之误。详余所撰《研经言》② 钩吻并举，《百一方》③

---

① 艸：原作"艹"，今据本书体例改。
② 今金匮……研经言：此24字注文参见《研经言》卷四《金匮水茛茗辨》。
③ 百一方：原作"百一选方"，据《纲目》"石龙芮"引文作"葛洪《百一方》"改。卷下"陆英说"同此。

水茛、毛建草毛建草即钩吻并举同意。寇宗奭《衍义》云：石龙芮有二种，水生者叶光而子圆，陆生者叶毛而子锐。陆生者又谓之天灸《纲目》以"天灸"为"钩吻"。此说最得之。但当云茛有二种，则文义圆融，不当以石龙芮冠之耳！据《百一方》说，则《本经》"水靳"即蟹所食者，以其有毒，故入下品。陶氏误以食芹当之，遂疑其当入上品，不当在下品，由其不知字义，并不知《本经》不收"种菜"故也。至于叶如芎藭之芹是楚葵，《本经》所不收。若《周礼》注云芹，《说文》作莐者，非谓《说文》本无芹字，谓《礼》之芹即《说文》类蒿之莐，非楚葵之芹也。段缪堂谓芹字后人据《尔雅》增，非也。楚葵即紫堇，亦曰赤芹，非莐也。缘莐省辶亦为芹，故与楚葵之芹相乱。明乎字义而堇、蕲、蕲其别可知。《纲目》未能分析，故详论之。约其要则光茛、毛茛皆"堇"属，当归、芎藭皆"蕲"属案《玉篇》"莐，蒌蒿也"。

茅　根

味甘，寒。主虚羸劳伤[1]，补中益气，除瘀血，血闭，寒热，利小便。其苗[2]主下水。一名兰根，一名茹根。

案：《经》言苗者，即所谓茅针也。

---

[1]　虚羸劳伤：《大观》卷八、《证类》卷八、顾本、孙本、卢本均作"劳伤虚羸"。

[2]　其苗：《纲目》卷十三"即初生苗也"，同莫氏注。

紫 菀

味苦，温。主欬逆上气，胸中寒热结气。去蛊毒，痿躄①，安五脏。

案：此药以今验之，往往润肠，盖治肺家寒燥者也。有热者忌用。

紫 草

味苦，寒。主心腹邪气，五疸②。补中益气，利九窍，通水道。一名紫丹，一名紫芙③。

案：《说文》"茈，茈草也"，茈即紫字。藐，茈草也。藐即芙字。《广雅》谓之茈莀，《周礼》注谓之茈菮，疑丹即菮之误。

茜 根

味苦，寒。主寒热④风痹，黄疸，补中。

案：《金匮》红蓝花，当即茜草。汉、唐人用《本经》药，多喜用别名，徐广《史记·货殖传》注云茜一名红

---

① 痿躄：《大观》卷八作"痿躄"，《证类》卷八、《千金翼》卷二、孙本、森立之本作"痿蹶"。躄，同"蹶"。僵仆，跌倒。《说文·足部》："蹶，僵也。"《广韵·月韵》："蹶，失脚。"朱熹《集注》："蹶，颠踬也。"

② 疸：《纲目》卷十二、卢本作"疸"。

③ 芙：《千金翼》及卢本、孙本作"芺"。

④ 寒热：《大观》卷七、《证类》卷七、顾本、孙本均作"寒湿"。莫氏同卢本。

蓝，其花染缯赤黄。《本经》无红蓝花，陆玑《诗》疏云："茹藘，茅蒐也，蒨草也，一名地血。"齐人谓之茜，徐州人谓之牛蔓。以徐州人名牛蔓推之，自是藤生者。今川中有煎成鸡血藤膏，色赤黑而润，以治风血绝佳，他省皆贵之。此当即《纲目》"血藤"。血、茜乃一声之转。云鸡血者，状其赤耳。明·虞搏①云血藤即过山龙。过山龙，茜别名。

茜善治血，则"风痹""黄疸"，皆主血虚挟风热者言。"寒热"亦指热言。《纲目》另有红蓝花，即染坊之红花，非仲景所知也。

败 酱

味苦，平。主暴热，火疮赤气，疥瘙，疽痔，马鞍热气。一名鹿肠。

白 鲜

味苦，寒。主头风，黄疸，欬逆，淋沥，女子阴中肿痛，湿痹，死肌不可屈伸，起行止步②。

案："女子"以下十八字作一句读。"死肌"以下申"湿痹"。

---

① 搏：原作"搏"，今据文义改。
② 起行止步：《大观》卷八、《证类》卷八、《纲目》卷十三、卢本、顾本、孙本均作"起止行步"。疑为莫氏误。

考此药《本经》主治，皆为属风痰所为。"头风，黄疸，欬逆，淋沥"，止因风成水之症。"肿痛，湿痹"亦有由风水得之者。《别录》时行腹中大热，饮水、欲走、大呼云者，谓时行病因热大饮而停为水邪成狂病也。惊痫产疾亦有因于风水者。甄权之义亦主风痰，故有风疮、疥癣赤烂、眉发脱脆、酒黄等治。《大明》云"通小肠水气及头痛、目疼"数语，显是风水所致。苏颂治肺嗽亦同。《肘后》治鼠瘘出脓血，脓血与水同法。

又案：《经》文"主女子阴中"以下十八字，疑即近世所谓房劳之阴癀。《千金》《外台》所谓女子伤于丈夫者与此略相似。

酸　酱

味酸，平。主热，烦满，定志，益气，利水道。产难，吞其实立产。一名醋酱。

案：此药即今药肆灯笼草，一名苦耽。《尔雅》"葴，寒酱"即此。其子今呼为红灯笼。

又案："醋"古"酢"字，《唐本草》稀莶治热蜃烦满，李氏以《唐本草》所指为龙葵，而龙葵即酸酱之别，以彼例此，疑《本经》"热"下脱"蜃"字。

紫　参

味苦，寒①。主心腹积聚，寒热邪气，通九窍，利大小便。一名牡蒙。

案：汉后人称本草者，多好称别名，故唐人之牡蒙即此，于狼牙、鬼督邮、马目毒公、鬼箭亦然。陶注于沙参下云"五参外又有紫参，乃牡蒙也"，亦其例。

藁　本

味辛，温。主妇人疝瘕，阴中寒肿痛，腹中急。除风头痛，长肌肤，悦颜色。一名鬼卿，一名地新。

案：《广雅》"山茝、蔚香，藁本也"，是此药。为白芷之类，故功用亦大同，今从"除风头痛"之用。

案：《桐君药录》：真藁本久绝，梁时惟以芎䓖根须当之。二苏所释，似即细叶芎䓖。又《桐君》以芎䓖况藁本，而《吴普》说芎䓖五月花赤，苏颂芎䓖七八月开碎白花，疑古今芎䓖本不同也。

狗　脊

味苦，平。主腰脊强，机关缓急，周痹，寒湿膝痛。颇利老人。一名百枝。

① 寒：《大观》卷八、《证类》卷八、孙本作"辛寒"。莫氏同卢本、森立之本。

案：《别录》又有菝葜，或作菝葜，《玉篇》云“菝葜，狗脊根也”。《吴普》《广雅》、陶注、《博物志》并谓菝葜即狗脊，正合，但不如《玉篇》详。泉谓：菝葜即狗脊之下根，狗脊乃土瓜之上根，故与狗脊分别为二品。《别录》《大明》所列主治皆大同，或疑狗脊已言根，而《玉篇》云“菝葜，狗脊根也”，何也？曰此犹百合已言根，而仲景复去百合根之例。菝葜即土瓜根，故郑注《月令》云菝葜之实为土瓜，《圣惠》《集简》等所称是也。土瓜之总根即狗脊，寇宗奭、李时珍释土瓜皆云根又生根。陶、苏所释之土瓜即括楼之属，故每与括楼通用。

萆薢

味苦，平。主腰背①痛强，骨节风寒湿周痹，恶疮不瘳，热气。

案：此药《纲目》谓之白菝葜。

白兔藿

味苦，平。主蛇，虺②，蜂，虿③，猘狗④，菜肉蛊

---

① 背：《纲目》卷十八作“脊”字。

② 虺（huī 辉）：蝮蛇的别名。《释文》《尔雅》“虫，即虺字也……一名蝮”。

③ 虿（chài 侪）：蝎的别名。《广雅》“虿，蝎也”。

④ 猘（zhì 制）狗：即疯狗。

毒，鬼疰①，风痉。诸大毒不可入口者，皆消除之② "风痉"
以下十四字，从《纲目》补。一名白葛。

案：《纲目》"鬼疰"下有三十三字不似《本经》语，
但照旧文则又不全，今断自"风痉"以下十四字为止。

又案：葛根称鹿藿，故此药称兔藿。今白毛藤风科用
之，形绝似葛，故称白葛。

营 实

味酸，温。主痈疽，恶疮，结肉跌筋，败疮③，热气，
阴蚀不瘳，利关节。久服轻身益气④ "久服"以下六字从顾本
补。一名墙薇，一名墙麝，一名牛棘。

案：墙薇今用花，古用子，故称营实。今湖俗称野墙
薇者即此，谓野外所生，取其不经灌溉，非谓有家者而别
言之也。墙薇以白为正，一名做丝花，古称酴醿。《经》
云"主败疮，热气，阴蚀不瘳"，则治痔之义该⑤矣。

① 疰：孙本、森立之本作"注"。疰与"注"通。王念孙《疏证》：
"疰者，郑注《周官·疡医》云：'注，读如注病之注。'《释名》注病，一人
死，一人复得，气相灌注也。注与疰通。"
② 风痉……皆消除之：此14字《大观》卷七、《证类》卷七作《别
录》文。
③ 败疮：指久不愈合的疮疡。《病源》卷三十五"凡患诸疮及恶
疮……若触水露气，动经，十数年不瘥……"。
④ 久服轻身益气：此6字《大观》卷七、《证类》卷七、《纲目》卷十
八为《别录》文，莫氏从顾本补入。
⑤ 该：具备。《广韵》："该，备也。"《管子》"昔者天子中立，地方千
里，四言者该焉，何为其寡也。"尹知章注："该，备也。谓四言足以备千里
之化，不为少。"

白　薇

味苦，平。主暴中风，身热肢满，忽忽不知人，狂惑，邪气寒热，酸疼，温疟洗洗，发作有时。

案："肢"当为"支"。支满即气闷。《纲目》有"春草"二字，别名。

薇　衔

味苦，平。主风湿痹，历节痛，惊痫吐舌①，悸气，贼风，鼠瘘，痈肿。一名麋②衔疑即今"鹿含"。

案：此药主治皆筋病。"风湿痹，历节痛"句，谓此治痹乃治"历节痛"之痹也；"惊痫吐舌，悸气"句，谓此治"惊痫"乃治有"吐舌悸气"者之惊痫也。痫与吐舌本系筋病，据此知"悸气"亦有因筋病者，盖筋动之悸，亦气为之故也。"贼风，鼠瘘，痈肿"句，谓此治贼风所致之颈疬也。"鼠瘘痈肿"四字一气读于此，知今人以鹿含草治吐血者，惟于伤筋所致者最宜。

---

① 吐舌：惊痫的一种症状。《小儿药证直诀·五痫》："羊痫，目瞪吐舌，羊叫。心也。"

② 麋：《大观》卷七、《证类》卷七作"麋"，卢本作"麇"。麋、麋、麇通，谓烂。

翘　根

味甘，平①。主下热气，益阴精，令人面悦好，明目。久服轻身，耐老《唐本退》。

案：此与连翘异部者，以品有中、下也。《御览》九百九十一"甘"作"苦"。

水　萍

味辛，寒。主暴热身痒。下水气，胜酒，长须发，止消渴。久服轻身。一名水花，一名水白②顾本无。

案：此药《吴普》、陶苏皆谓是大蘋，《纲目》欲分为二物，故非之今浮蓱，用以为发汗药。

王　瓜

味苦，寒。主消渴，内痹，瘀血月闭，寒热，酸疼。益气，愈聋。一名土瓜方书复有"土瓜根"，当是其须，如百合已为根，而复有"百合根"之比。

案：此即《别录》菝葜，郑注《月令》说是也。详"狗脊"下。郑樵《通志》亦曰叶似王瓜，故名王瓜草。名实皆符，但曰似，则知之未审也。且贯众名黑狗脊，而

---

① 味甘平：《大观》卷三十、《证类》卷三十《唐本退二十种》作"味甘，寒平"。顾本、森立之本作"甘，寒"。

② 一名水白：此4字《大观》卷九、《证类》卷九、《纲目》卷十九并为《别录》文。顾本、孙本均无，莫氏从卢本。

《图经》谓其根如大瓜，则可以况狗脊根之为瓜矣！

附：王瓜说

《本经》王瓜一名土瓜。盖以凡瓜之生在茎，见于土上，独萆薢中一种赤色者，根形如瓜，没在土中，故曰土瓜。其凡称瓜者，不必尽如瓠类，彼苽蒋①，以中有苽手得名苽。苽，瓜声字也。菲当蒉类，亦名土瓜，此王瓜亦尔。王瓜一名菝葜，葜字亦从瓜，绎其名义即知郑注之确。郑注《月令》"王瓜生云萆葜也"，萆葜即菝葜，菝葜即菝葜，《纲目》云"菝葜，犹矲结"，言其短也，夫根短则椭圆如瓜矣。陶注非之，良由泥看"瓜"字故耳。王瓜主疗与菝葜之除风湿、去老血同，明是一物。若陶所称之土瓜，即甜瓜之野生者，正系栝楼之别种，《本经》必不再列。张冠李戴，莫此为甚。

地　榆

味苦，微寒。主妇人乳痓痛，七伤，带下五漏②顾本无"五漏"二字，有"病"字，止痛，除恶肉，止汗，疗金疮。

案："乳痓"即产后中风也。"痛"当为"病"。

---

① 苽蒋：《说文·艸部》"苽，雕苽，一名蒋。从艸，瓜声"。又《淮南子·原道训》："雪霜瀸灖，浸潭苽蒋。"注："苽者，蒋实也。"

② 五漏：《大观》卷九、《证类》卷九、顾本、孙本作"病"字，莫氏同卢本。

海　藻

味苦，寒。主瘿瘤气，颈下核，破散结气，痈肿，癥瘕，坚气，腹中上下鸣，下十二水肿。一名落首。

案：《广雅》"海萝，海藻也"，则海藻乃萝类。寻此主治，皆痰水之属热者。《千金》云天下寒物，无过海藻。

泽　兰

味苦，微温。主乳妇内《御览》九百九十"内"作"血"衄，中风余疾，大腹水肿，身面四肢浮肿，骨节中水《纲目》无"乳妇"以下廿二字，金疮，痈肿疮脓。一名虎兰，一名龙枣。

案：此药一名风药，乃消血消水之品。"内衄"亦风所致。"大腹水肿"以下诸病，风搏液而成水也。"金疮之痈肿疮脓"，亦中于风水而然也。别名龙枣，当为龙棘，以其叶尖硬似刺故名。

防　己①

味辛，平。主风寒温疟，热气诸痫。除邪，利大小便。一名解离。

案：此是木防己，其生汉上者为汉防己，乃萝类。《千金》有"汉上木防己"可证。已，止也，防其止则解

---

① 己：底本目录中为"己"，但至正文作"己"，且原作者释"已"为"止"，为原作者自误。

离之，即近世通脱木之属。

案："风寒"以下八字句，言"风寒温疟，热气"所致诸痛并治之。盖专指此四因中之有水者言之，其"利二便"亦然。除邪药多治上中二焦，独防己利于下焦。

牡　丹

味辛，寒。主寒热，中风，瘛疭，痉①原本无"痉"字，今从徐、顾本补，惊痫，邪气。除癥坚瘀血留舍②肠胃，安五脏，疗痈疮。一名鹿韭，一名鼠姑。

案：此经络脏腑并治之药。蒿、丹并用者，从"寒热"引申。肠痈为主药者，从"瘀血留舍肠胃"引申。

款冬花

味辛，温。主欬逆上气，善喘，喉痹，诸惊痫，寒热邪气。一名橐吾，一名颗冻③一作"冬"，一名虎须④，一名菟奚即"橐吾"之转音。

案：此药治风寒挟痰之病。然真者久绝药肆，多以枇杷花嫩蕊充之。但此蕊古不见用，《纲目》⑤ 但著其治头风

---

① 痉：《大观》卷九、《证类》卷九、顾本、孙本皆为"痉"。

② 舍：停留。《素问·疟论》："夫温疟与寒疟，而皆安舍，舍于何脏？"王冰注："舍，居止也"。

③ 颗冻：《大观》卷九、《证类》卷九、《纲目》卷十六及孙本皆作"颗东"，顾本、卢本作"颗冻"。

④ 须：《千金翼》卷二作"发"。

⑤ 纲目：以下文字未见《纲目》卷十六款冬花条、卷三十四辛夷条，疑莫氏引文有误。

清涕出，与辛夷同用云云，尚未及治嗽。考寇宗奭云枇杷叶治热嗽为宜，蕊与叶虽异物，或偕用不甚相远，欲如《经》冲寒透邪之效，断不能也。

石 韦

味苦，平。主劳热邪气，五癃闭不通。利小便水道。一名石鞕①《纲目》作䃥

案："闭不"二字疑衍。

马先蒿

味苦②，平。主寒热，鬼疰③，中风，湿痹，女子带下病，无子。一名马屎蒿"屎"一作"矢"。

案：此即今铁茵陈。以别名屎字推之，则马先当作马矢，古多借"矢"为"屎"。

又案：陆玑《诗疏》"蔚"下云：牡蒿七月花，八月角，一名马薪蒿④。则马先即角蒿。

---

① 鞕（dū 都）：《大观》卷八、《证类》卷八、顾本、孙本并作"䃥（zhè 这）"。鞕，析皮具；䃥，石韦。时珍曰："柔皮曰韦，䃥，亦皮也。"

② 味苦：此二字《大观》卷九，《证类》卷九均为《别录》文。孙本作"味平"，莫氏同《千金翼》、顾本、卢本。

③ 疰：《大观》卷九、《证类》卷九、《纲目》卷十五、顾本、卢本皆为"疰"。孙本、森立之本作"注"。参后文"马先蒿说"中有"鬼疰"，疑莫氏误。

④ 马薪蒿：以上文字见《证类》卷六"白蒿"引陆机云："蔚，牡蒿。牡蒿，牡（怨刃切）也。三月始生，七月华，似胡麻花而紫赤，八月为角，角似小豆角，锐而长，一名马新蒿。"

附：马先蒿说

自《广雅》有"因尘，马先也"一语后，人遂称马先蒿为铁茵陈，一名铃子茵陈。《别录》谓之练石草，亦谓之牡蒿。考《本经》马先蒿"主寒热，鬼疰，中风，湿痹，女子带下病，无子"，《别录》练石草"主五癃，破石淋，膀胱中结气，利水道小便"，牡蒿"主充肌肤，益人，令人暴肥。不可久服，血脉满盛①"，三者名义似乎皆异。然据陆玑《诗疏》，则牡蒿的系马先。据《肘后》，则练石的系马先无可疑者。今案：《本经》功效，主祛风湿之在半表里者，《别录》两言各据一，偏言也。水道小便之不利，盖风湿在上、在下之所生。充肌暴肥，盖风湿已去之验。三者未尝不合，且久服能令脉溢，可知其去风湿之力矣。《千金》治疳与陶治恶疮说合。辨药者当以《本经》为主，而取他书以附之方尽其义，此其要诀。

积雪草

味苦，寒。主大热，恶疮痈疽，侵②淫，赤熛③，皮肤赤，身热。

案：此药《纲目》以为胡薄荷。侵，古"浸"字。

---

① 满盛：原作"流溢"，今据《名医别录》卷二《牡蒿》改。
② 侵：《大观》卷九、《证类》卷九、顾本、孙本均作"浸"，义胜。侵犹浸，渗入，渗透。
③ 赤熛：即赤熛丹病。《诸病源候论》卷三十一："熛火丹者，发于背，亦在于臂，皮色赤是也。"

女菀

味辛,温。主风寒洗洗①,霍乱,泄痢,肠鸣上下无常处,惊痫,寒热,百疾。

案:此药诸家皆不详形状。苏恭、寇宗奭并谓是白菀、然陶于紫菀下论及白菀乃紫菀之异色者,于女菀下又辨其非白菀,陶意固不以为女菀也,恐当是委蛇。《别录》"委蛇,甘平,无毒。主消渴少气,令人耐寒。生人家园中,大枝长须,多叶而两两相值②,子如芥子",盖亦去风之物,与"女菀"二字形声相近。《肘后方》恐亦误以白菀当女菀。

案:"肠鸣"以下七字,句。

王孙

味苦,平。主五脏邪气,寒湿痹,四肢疼酸,膝冷痛。

案:"五脏",谓肺也。肺为半表半里,是药亦治半表半里,故肺痈用之。

此药陶注为黄昏,《纲目》以为即旱藕,亦名牡蒙,与紫草同名。

---

① 洗洗:《大观》卷九、《证类》卷九、《千金翼》、顾本、孙本、卢本皆作"洗洗",另有本作"洒洒"。洗,音癣,同"洒"。
② 别录……两两相值:此33字参见《纲目》卷十二"萎蕤"条之附录"委蛇"。

蜀羊泉

味苦，微寒。主头秃①，恶疮，热气，疗痤痂癣虫。

案：此药苏恭以下皆云是漆姑草。然陶注于杉材下附见漆姑，而于此云不识，则陶意与苏异，惟苏颂引或说是老鸦眼睛草者最为近之。考老鸦眼睛草，杨起《简便方》谓即乌敛莓实，如龙葵生青熟紫，内有子。准此，知羊泉是龙葵属也。且龙葵滑利有汁而味甘，则于《别录》一名羊饴尤合。龙葵主治痈疮，其于羊泉性用亦无不合。羊泉称"羊"与龙葵称"龙"，皆取壮大之义。今纵未能灼知而龙葵之有合名义，不犹胜于漆姑草之全无仿佛乎？又案：医书或谓小便为水泉，龙葵之汁白似羊之泉，于义尤合。若漆姑称"漆"，则当色黑，非其义也。

爵　床

味咸，寒。主腰脊痛不得著床，俛仰艰难。除热，可作浴汤。

案：《本经》有此药无香薷，《别录》有香薷无此药，是爵床即香薷也。《吴普》作爵麻甚通。《本经》此药主治皆是水病，与香薷治水肿合。

---

① 头秃：《纲目》卷十六作"秃疮"。

栀①　子

味苦，寒。主五内邪气，胃中热气，面赤，酒皰皶鼻②，白癞，赤癞，疮疡。一名木丹③《纲目》，顾本皆有，今补。

案：此发越胃中蕴热之药。

"五内邪气"半表里也，治同芜荑。"胃中热气"里也，"面赤"以下表也。

竹　叶

味苦，平。主欬逆上气"气"下当有"血"字，溢筋急，恶疡，杀小虫。根，作汤，益气，止渴，补虚，下气。汁，止风痓④。实，通神明，轻身，益气。

案：《千金》《外台》治骨蒸多用根汁，即沥也。甄权云叶主吐血。

---

① 栀：原作"卮"，据目录改。《大观》卷十三、《证类》卷十三、《千金翼》卷三、顾本作"栀"。莫氏同《纲目》、卢本、孙本。

② 酒皰（pào 泡）皶（zhā 扎）鼻：皰，面疮。《说文·皮部》："皰，面生气也。"徐楷《系传》："面疮也。"皶，鼻尖发暗红色疱点，今俗称酒糟鼻。齇（zhā 扎）、皶、皻（zhā 扎）同。

③ 一名木丹：《大观》卷十三、《证类》卷十三为《本经》文。莫氏据《纲目》、顾本补入。

④ 痓：《大观》卷十三、《证类》卷十三、孙本作"痉"。莫氏同卢本、顾本、森立之本。

蘗 木

味苦，寒。主五脏肠胃中结热，黄疸，肠痔[①]，止泄痢，女子漏下赤白，阴阳伤徐本、顾本"伤"作"疮"，在"蚀"字下蚀[②]。一名檀桓[③]《纲目》于"檀桓"下引《本经》"苦寒，主心腹百病，安魂魄，不饥渴。久服轻身，延年，通神"二十字。

案：此治半表里及全里之药。

吴茱萸

味辛，温。主温中，下气止痛，欬逆寒热。除湿血痹，逐风邪，开湊理。根，杀三虫。一名藙。

案："除湿"当为"阴湿"，谓阴下湿。《外台》有方"阴下湿痒，吴茱萸煎汤频洗取效"。"止痛"当为"心痛"，此药能"逐风邪，开腠理"，故能治噫醋。

又案：《外台》卷二十六深师五痔方用棁木根皮。宋本云即茱萸，时本作一名藙子，即茱萸。是茱萸即藙，亦即棁也。郑《礼》注于藙谓即煎茱萸，于茱萸谓即棁也。泉谓：棁是树名，茱萸是子名。

---

① 肠痔：痔病的一种。《诸病源候论》卷三十四"肛边肿核痛，发寒热而血出者，肠痔也"。

② 阴阳伤蚀：《大观》卷十二、《证类》卷十二作"阴伤蚀疮"，顾本作"阴阳伤蚀疮"，孙本作"阴伤蚀创"，卢本无"疮"，义多相近。

③ 桓：《大观》卷十二作"柏"。

桑根白皮

味甘，寒。主伤中，五劳六极，羸瘦，崩中脉绝，补虚益气。叶，主除寒热，出汗。耳，益气不饥，轻身强志"耳益"以下九字从《纲目》补。

案：据《纲目》① 此下有桑耳，主治云"桑耳，甘平有毒。黑者，主女人漏下赤白汁，血病，癥瘕积聚，阴痛，阴阳寒热，无子"，顾校本亦有之云。武进邹氏云"阳"当作"伤"。又有"五木耳名檽，益气不饥，轻身强志"十三字经文可见。"耳益气不饥，轻身强志"云云，《纲目》改也。

芜 荑

味辛，平②。主五内邪气，散皮肤骨节中淫淫温，行毒，去三虫，化食。一名无姑芜荑者，无姑之荑也。"芜"当为"无"，不从艸，一名蕨蒩③顾本别名有此，今补。

---

① 纲目：《大观》卷十三、《证类》卷十三、顾本作《本经》文"桑耳黑者，主女子漏下赤白汁，血病，癥瘕积聚，阴痛，阴阳寒热，无子。五木耳名檽，益气不饥，轻身强志"39字。

② 平：《大观》卷十三、《证类》卷十三为《别录》文。莫氏同《千金翼》、顾本、卢本。孙本无"平"字。

③ 一名蕨蒩：《大观》卷十三作《别录》文。《证类》卷十三、孙本、顾本、森立之本均为《本经》文。

枳 实

味苦，寒。主大风在皮肤中如麻豆，苦痒。除寒热结，止痢，长肌肉，利五脏，益气，轻身。

案："大风"以下十一字云云，风疹也。甄氏于枳壳亦云其止痢者，谓寒热结解而痢自止，非能塞也。

又案：苏恭云既称枳实，当合穰核，然则枳、实者混称，其去穰核者，乃称枳壳。枳壳者，修治以后之称也。枳与枝同，枝犹歧也。能使病气歧散，故治"寒热结"。《别录》亦云破结实，甄权于枳实云治伤寒结胸，于枳壳云治心腹结气，结即散之对也。

厚 朴

味苦，温。主中风伤寒，头痛寒热，惊"惊"字疑衍悸气，血痹死肌。去三虫。

案：以《别录》子名"厚实"推之，则厚亦树之名。《说文》"朴，木皮也"，故一名厚皮。《广雅》谓之重皮，厚、重同义。"中风伤寒"一病名。"中"字以下十五字，句。

秦 皮

味苦，微寒。主风寒湿痹，洗洗寒气。除热目中青翳白膜。久服头不白，轻身。

案：秦，当为"梣"，《说文》"青皮木"也。"除热目中青翳，白膜"八字，句。"热目"谓赤眼也，《外台》有方"赤眼生翳，用秦皮煎洗"，或曰"除热"当为阴热。"洗洗寒气阴热"，谓外寒内热也。泉案：如其说，即不必改字亦通。

秦　椒

味辛，温。主风邪气，温中。除寒痹，坚齿发，明目。久服轻身，好颜色，耐老，增年，通神。

案：此药《纲目》《拾遗》以为辣茄，然案之陶苏注则非。

又案：古有椒、樛、檔①三名，见于诸家本草注。泉谓：樛即胡椒，檔即茱萸，若椒古今无异称。

山茱萸

味酸，平。主心下邪气，寒热温中，逐寒湿痹，去三虫。久服轻身。一名属枣一曰属酸枣。泉谓：当名蜀棘，以其有刺故也。

紫　葳

味酸，微寒。主妇人产乳余疾，崩中，癥瘕血闭，寒

① 檔（dǎng 党）：食茱萸，落叶乔木，枝上多有刺，羽状复叶，果实球形，可以入药。

热羸瘦，养胎。一名陵苕，一名茇华_{二别名均从《纲目》补}。

案：此药张楫以为瞿麦，吴普、李当之皆云其根，陶用吴说。泉谓：《本经》称瞿麦"主关格，诸癃结，小便不通，出刺，决痈肿，明目，去翳，破胎堕子，下闭血_{此言穗}"，紫葳"主妇人产乳余疾，崩中，癥瘕，血闭，寒热，羸瘦，养胎_{此言根}"，寻其主治，皆通利血气，但堕胎与"养胎"异耳。然凡草、根、茎异用，如麻黄发汗，而其根反止汗之类不少，不得以此疑之。唐苏恭始议及《本经》出处之异，而以凌霄花当之。但本草一物异出者亦不少，亦不得以此疑之。《纲目》附和恭说，谓俗谓赤艳为紫葳葳，凌霄花赤艳，故名。但花之赤艳者岂独凌霄？而瞿麦花正赤色可爱_{《别录》《图经》皆云}，何尝不合紫葳葳之义，当是瞿麦根色紫，故名之。盖花之紫，葳葳不足异，而根之紫，葳葳实以少而足异耳！陶说确不可易也。其一名陵苕者，以其色如苕而不生于水，故曰陵上所生之苕，盖取最著者以为例。本草此类亦不少，未可误也。其一名茇华者，与《说文》草根曰茇尤合。

又案：《别录》"有名未用"白背根似紫葳，明以白背之根况瞿麦之根也。不然，岂有草根似凌霄花状者乎？订本草者当并紫葳主治于瞿麦下，以根、穗立文，而别出凌霄性用方合。缘《本经》误列紫葳于山茱萸、猪苓之间，后人遂以入木部，因有异说。近王念孙云《本草》紫葳一名陵苕，即《别录》鼠尾一名陵翘者，《诗》义疏之陵苕一名鼠尾，七八月中花紫是也，存参。

猪 苓

味甘，平。主痎疟①。解毒，蛊疰不祥，利水道。久服轻身，耐老。一名猳②猪屎。

案："蛊疰不祥"申"解毒"。

白 棘

味辛，寒。主心腹痛，痈肿溃脓，止痛《纲目》痛下有"绝刺结"三字。一名棘针。

案：此即酸枣树之针。

龙 眼

味甘，平。主五脏邪气，安志，厌食。久服③顾本"久服"下有"强魂"二字聪明，轻身不老，通神明。一名益智。

---

① 痎（jiē 皆）疟：疟疾的通称。痎，指隔日发作的疟疾，如《说文》"痎，二日一发疟"。疟，指寒热交作，如《说文》"疟，寒热休作病"。

② 猳（jiā 佳）：原作"假"，据《大观》卷十三、《证类》卷十三、顾本、孙本改。猳，古同"豭"，公猪。

③ 久服：《大观》卷十三、《证类》卷十三、顾本、孙本下有"强魂"二字。莫氏同卢本。

木　兰_{当补"皮"字}

味苦，寒。主身大热在皮肤中，去面热，赤皰酒皶，恶风，颠^①疾，阴下痒湿，明耳目。一名林兰_{《广雅》谓之桂兰，疑此"林"字误。}

案：此药主"身大热"，性用颇似栀子。

五加皮

味辛，温。主心腹疝气，腹痛，益气，疗躄，小儿三岁_{"三岁"二字从《纲目》补}不能行，疽疮阴蚀。一名豺^②漆_{以《别录》一名"豺节"言之。漆，当是"膝"之误。}

案："小儿"以下七字，申"躄"。

卫　矛

味苦，寒。主女子崩中下血，腹满，汗出。除邪，杀鬼毒，蛊疰^③。一名鬼箭。

案：此药《别录》谓其能令阴中解，甄权谓其能落胎，盖下气之峻品。此崩下为利病，不当再利。主之者，以其"腹满"故。里实则表虚，故"汗出"。

刘熙《释名》谓箭羽为卫，《广雅》"籥，箭也"。卫

---

① 颠：《大观》卷十二、《证类》卷十二、顾本作"癫"，孙本作"瘨"。"瘨"同"癫"，癫痫病。颠，通瘨、癫。

② 豺：《大观》卷十二、《证类》卷十二作"犲"。犲，同豺。

③ 疰：孙本、森立之本作"注"。

即籥之省。泉案：矛当为髳之省，髳即《诗》"髧彼两髦"之髦，谓其羽如覆额至眉之发也，《说文》"髦，发至眉也。"

合　欢当补"皮"字

味甘，平。主安五脏，利心志，令人欢乐无忧。久服轻身，明目，得所欲。

案：此药《花谱》谓其叶如槐而小，朝开暮合，与《尔雅》"昼合宵炕^①"之守宫槐相反。

彼　子

味甘，温。主腹中邪气。去三虫，蛇螫，蛊毒，鬼疰，伏尸慎微退。

附：彼子说

近说经家及本草家皆读"彼"为"柀"，谓即《尔雅》之柀樰，彼子即榧子。案：《说文》樰省炎作枯，即今之杉。但余闻之友人潘秋樵云：榧子之树今名榧栢，与栢相类，与杉绝不相类。潘素习木业，目见此树决非妄言，岂前人误指耶？然《纲目》草木图云"柀，野杉"，因知柀与杉不类而类，故以野称，仍与《尔雅》合。且彼之为榧子自是定论，古"匪"字恒与"彼"通，如《诗》

① 昼合宵炕：见《尔雅·释木》"守宫槐，叶昼聂宵炕"，郭璞注："槐叶昼日聂合而夜炕布者，名为守宫槐。"

"彼交匪傲"，《春秋传》引作"匪交匪傲"，《灵枢·九针》中"铍针"一作"铍针"，亦非声、皮声相通用之证。"樻"亦"匪"声，故本草以彼为樻。考《别录》有俳蒲木云"甘平，无毒。主少血，止烦"。近朱骏声谓"《尔雅》辅小木"，"小木"二字当为"枈"字之形近误分者。案：朱意谓枈为车辅之用，故因谓其木为辅，其义极精。枈之为樻，正与本草樻花称枈华合，枈、枈一字。"俳"亦"非"声，故得通借。蒲、浦，声浦，与辅皆"甫"声，故亦得通借。是樻子之树为俳蒲木，即非杉木明矣。《别录》称其实三稜，亦与今樻子老时合。

梅　实

味酸，平。主下气，除热烦满，安心"安心"二字当合为"窓"字，肢体痛，偏枯不仁，死肌。去黑痣① "痣"下当有"蚀"字，恶肉②。

桃核仁

味苦，平。主瘀血，血闭癥徐本无"癥"字瘕③，邪气。

---

① 黑痣：《大观》卷二十三、《证类》卷二十三、《纲目》卷二十七、顾本作"青黑誌"，孙本作"青黑志"。誌：同痣，皮肤上的黑子；志，皮肤上生的斑痕，三者同义。痣、誌、志，同。

② 恶肉：《大观》卷二十三、《证类》卷二十三、孙本作"恶疾"。莫氏同《纲目》、卢本、顾本。

③ 血闭癥瘕：《大观》卷二十三、《证类》卷二十三为"血闭瘕"，顾本、卢本同莫氏，孙本为"血闭瘕邪"。

杀小虫<small>徐本经文止此</small>。桃花，杀疰①恶鬼，令人好颜色。桃枭，微温，主杀百鬼精物。桃毛<small>《纲目》以为《别录》，元大德本与此同</small>，主下血瘕，寒热积聚，无子。桃蠹，杀鬼，辟邪恶不详②。

杏核仁

味甘，温。主欬逆上气雷鸣，喉痹下气，产乳，金疮，寒心<small>"心"当是"热"字之剥文</small>贲豚。

蓡　实

味辛，温。主明目。温中，耐风寒，下水气，面目浮肿，却痛疡③。马蓡去肠中蛭虫，轻身<small>"却"字从顾本补</small>。

案：此即今水荭子。"面目浮肿"四字，申"水气"。此剥削肠胃之药，故伤食、转筋用之，与胡椒、吴茱萸等性用大同。

陆玑《疏》云游龙一名马蓡，陶注《本草》马蓡云其最大者名龙鼓，即水荭也。《病源·九虫论》无"蛭"。此当出"饮食误入腹"者。

<small>①　疰：孙本、森立之本作"注"。</small>
<small>②　辟邪恶不详：顾本、孙本无"辟"字。</small>
<small>③　却痛疡：《大观》卷二十八、《证类》卷二十八、孙本、卢本、顾本、森立之本无"却"字。</small>

葱 实

味辛，温。主明目，补中气①不足。其茎白从《千金》补可做汤，主伤寒，寒热出汗《纲目》"出汗"二字在末，"出"上有"能"字，义较长，中风，面目肿。

薤

味辛，温。主金疮，疮败。轻身，不饥，耐劳。

案：此今呼野蒜，亦呼夏蒜。

假 苏

味辛，温。主寒热，鼠瘘，瘰疬生疮，破结聚气，下瘀血，除湿痹《纲目》痹作疸。一名鼠冥②"冥"，小也。以其叶细，子如葶苈，故名。

案："瘰疬"，本状瘘疮之称，后人遂以为瘘疮之专称，四字申"鼠瘘"。《吴普》云一名荆芥。

水 苏

味辛，微温。主下气，杀谷，除饮食③明万历本无"杀

① 补中气：《大观》卷二十八、《证类》卷二十八、孙本、顾本无"气"字。莫氏同《纲目》、卢本。

② 鼠冥：《大观》卷二十八、《证类》卷二十八、顾本、孙本、卢本作"鼠冀（míng 明）"。

③ 杀谷除饮食：《大观》卷二十八、卢本、莫氏为《本经》文。《证类》卷二十八作《别录》文。

谷"下五字，解①口臭，去毒，解恶气②。久服通神明，轻身耐老。

案：此药《千金》云即鸡苏，《别录》、陆《疏》、唐本、贾勰并同。

水　蕲③

味甘，平。主女子赤沃④。止血，养精，保血脉，益气，令人肥健嗜食。一名水英。

案：此药陶注以为芹菜，云蕲即芹字。泉案：此非叶如芎藭之芹也，《本经》当指叶圆而光者言。故吴普、苏恭皆云石龙芮，一名水堇。堇即蕲字。《千金》别石龙芮为堇葵，又有蕲菜，乃二物。但蕲菜不称水蕲。

附：水蕲说

此药诸说不一，先将食芹辨明，则水堇可知已。湖俗所食芹，叶似柳而短，即韩、孟所云白芹叶似芎藭者，实

① 解：《大观》卷二十八、《证类》卷二十八、顾本、孙本、卢本均作"辟"。

② 解恶气：《大观》卷二十八、证类》卷二十八、卢本作"辟恶气"。顾本、孙本作"辟恶"。

③ 水蕲：《千金翼》卷四作"芹"，乃"蕲"之别写。《说文》"芹，楚葵也"。《大观》卷二十九、《证类》卷二十九、《纲目》卷二十六、卢本作"蕲"。孙本、顾本作"靳（jìn进）"。靳，同芹，《说文》"靳，当膺也。从革，斤声"。

④ 赤沃：即赤带。《素问·至真要大论》："少阴之胜……腹满痛，溏泄，传为赤沃。"

古蕲属，《唐本草》始有之。尝闻之金生曰"今所食芹，虽水陆并生，止是一物。但水生者较润，则叶稍阔耳"，因知食芹之不得专以水蕲称。而《千金》书法之善示人以有别也，不得为食芹，则居中品也亦宜。水蕲水生有毒，必能去湿毒之病，病去而精气血脉自旺，故《本经》著其效如此。正如桑白皮，《别录》但言其泻肺，而《本经》亦著补益，皆从对面言之。

发　皮

味苦，温。主五癃关格不通。利小便水道，疗小儿痫，大人痓①。仍自还神化。

案：此谓旧蒙巾也，即《诗·召②南》"被之僮僮"之被③。皮、被，皆"皮"声。

白马茎

味咸，平。主伤中，脉绝，阴不起。强志，益气，长肌肉肥健，生子。眼，主惊痫，腹胀，疟疾。当杀用之④"当"下四字从顾本补。悬蹄，主惊邪，瘛疭，乳难，解⑤恶

---

① 痓：孙本、森立之本作"痉"。
② 召：原作"周"，据《诗·召南》"被之僮僮"句改。
③ 被：《诗·召南》注"被，首饰也"。
④ 当杀用之：《大观》卷十七、《证类》卷十七为《别录》文。莫氏同顾本、孙本。
⑤ 解：《大观》卷十七、《证类》卷十七、顾本、孙本、卢本作"辟"。

气鬼毒，蛊疰不祥。

鹿茸

味甘，温。主漏下恶血，寒热，惊痫。益气，强志，生齿，不老。角，主恶疮痈肿，逐邪恶气，留血在阴中。

案：《经》列白胶于上品，而鹿茸及角反在中品，与今世所尚绝异，义可思也。鹿茸所主漏下诸症，乃极虚不固者也。凡从里逐出之用，无过鹿角。

牛角䚡

燔之味苦，平①。下闭血②瘀血疼痛，女人带下血。髓，味甘，平。主③补中，填骨髓。久服增年。胆，味苦，寒④。可丸药。

案："闭血，瘀血"，骨节中之血。"带下之血"出于肾，肾主骨也。

---

① 燔之味苦平：《大观》卷十七、《证类》卷十七为《别录》文，无"平"字。莫氏同卢本。

② 血：原脱，据《大观》卷十七、《证类》卷十七、顾本、孙本、卢本及莫案补。

③ 味甘平主：此4字《大观》卷十七、《证类》卷十七、顾本、孙本无。莫氏同卢本。

④ 味苦寒：此3字《大观》卷十七、《证类》卷十七作"味苦，大寒"，为《别录》文。莫氏同卢本。

羖羊角

味咸，温。主青盲。明目，杀疥虫疥虫《纲目》作"毒虫"，止寒泄。烧之"烧之"二字从《千金》补解①恶鬼虎狼，止惊悸。久服安心，益气轻身。

案：羖，黑羊也，与羚同类。《纲目》"止惊悸寒泄"在"明目"下，"久服"以下八字在"杀疥虫"上，"烧"上有"入山"二字。

牡狗阴茎

味咸，平。主伤中，阴痿不起，令强热大，生子，除女子带下十二疾。一名狗精。

狗胆，苦，平。明目②六字原本脱，今从《纲目》及顾本补。

案：凡胆皆能明目。

羚羊角

味咸，寒。主明目，益气，起阴，去恶血，注下，

---

① 解：《大观》卷十七、《证类》卷十七、顾本、孙本、卢本皆作"辟"。

② 狗胆苦平明目：《大观》卷十七、《证类》卷十七作"胆，主明目"，为《本经》文。

解①蛊毒，恶鬼不祥。安心气《纲目》无"安"下三字，常不魇寐②寐，当为寐③，浅人不识，妄易之耳。

案：此药寻《经》意是清肃肝经之用，俗医谓其能解表邪者，妄也。凡有表邪服之者，恒至内陷而死。

又案：羚角与羖角性用大同。

犀　角

味苦，寒。主百毒，蛊疰，邪鬼，瘴气，杀钩吻、鸩羽④、蛇毒，除邪，不迷惑，魇寐。久服轻身寐，亦当为寐。

近陆懋修"犀角升麻说"甚精，见《世补斋医书》中。

牛　黄

味苦，平。主惊痫，寒热，热气⑤，狂痓⑥，除邪逐鬼。

---

① 解：《大观》卷十七、《证类》卷十七、顾本、孙本、卢本皆作"辟"。

② 常不魇寐：《证类》卷十七为《别录》文。莫氏同顾本、卢本、孙本。

③ 寐：本书卷上"木香"条作"寐"，"寐"字形同小篆🈂。"寐"同"寐"。

④ 鸩羽：鸩，一种有毒的鸟。《说文》"鸩，毒鸟也"。《国语·鲁语》"使医鸩之，不死"。韦昭注："鸩，鸟名。一名运日。其羽有毒，渍之酒而饮之，立死。"

⑤ 气：《大观》卷十六、《证类》卷十六、顾本、孙本、卢本作"盛"。

⑥ 痓：《大观》卷十六、《证类》卷十六、顾本、卢本作"痓"。

豚 卵

味甘，温。主惊痫癫疾，鬼疰蛊毒，除寒热，贲豚，五癃，邪气，挛缩。一名豚癫①《千金》作"颠"。悬蹄，主五痔，伏热在肠"在肠"《纲目》作"在腹中"，肠痈内蚀。

麋 脂

味辛，温。主痈肿，恶疮死肌，寒热"寒热"二字从《纲目》补，风寒湿痹②，四肢拘缓《千金》"缓"作"挛"不收，风头肿气，通腠理。一名宫③脂。

案："四肢"下有六字，申"湿痹"。《纲目》于"腠理"下有"柔皮肤不可近阴，令瘘"九字，而于"理"下注云"《本经》理下九字注云《别录》"。然"柔皮肤"句，实与"通腠理"句同，为叠调不当，横截中间为两处文。疑当断自"风头肿气"以下皆为《别录》，否则"通"九字皆为《本经》《千金方》亦连不断。其致瘘之义，人多不得其解，陶注谓麋脂因交毕而死乃堕地者，是脂即精也。得肾竭之气，故能瘘人阴，与时珍云少年气盛面生疮皰，化脂涂之，孟诜曰多食麋肉令人弱房，皆足为《别

---

① 癫：《大观》卷十八、《证类》卷十八、顾本、孙本作"颠"。

② 风寒湿痹：《大观》卷十八、《证类》卷十八、《千金翼》卷二、顾本、孙本作"寒风湿痹"。

③ 宫：《证类》卷十八、顾本作"官"。

录》之证。

"痈肿恶疮"为不束，"死肌"为不仁，"寒热"为不主，"痹"为不用，皆与"不收"同义。

附：麋脂说

《别录》麋脂十月取之，而《周礼·夏献麋》郑注"麋膏散，散则凉"，皆与《别录》异。《传》《注》皆言"鹿，山兽；麋，泽兽"，而《别录》云麋生南山山谷及淮海边，是麋亦山泽并生者，何其乖耶？前人谓麋鹿虽老猎户不能别，本草家屡言麋、鹿性用无别，苏颂且谓麋茸、麋角力紧于鹿，盖二兽之难别久矣！《本经》于鹿取茸，取角，不取脂。独于麋取脂，不取茸、角，自当从陶注麋交十数牝，交毕即死，其脂堕地经年，人得之名曰遗脂之说。盖麋之所独，鹿之所无，故贵之。《唐本草》复出鹿脂，仍规仿《本经》麋脂主治为之，恐未足深信。又案：《周礼》注，则《本经》辛温，"温"当为"凉"字之讹，方与主治义合，意者冬取之而夏献之欤。

丹雄鸡

味甘，微温。主女人崩中漏下赤白沃《纲目》"沃"下有"通神，杀恶毒不祥"八字。补虚，温中，止血六字《纲目》以为《别录》，元大德本"血"下有"通神，杀毒，解不祥"七字。

头，主杀鬼，东门上者尤良元大德本"良"下有"肪主耳聋，肠主遗溺"① 八字。

朡胵里黄皮《纲目》以为《别录》文，微寒②，止③泄痢
《纲目》"痢"下有"小便频遗，止烦除热"④ 八字。

屎白《纲目》以为《别录》文，主消渴，伤寒，寒热《纲
目》"热"下有"破石淋及转筋，利小便，止遗矢，灭瘢痕"⑤ 十
五字。

黑雌鸡《纲目》以为《别录》，主风寒湿痹，五缓六急，
安胎⑥。

翮羽⑦《纲目》以为《别录》，主下血闭《纲目》"闭"下有
"左翅毛能起阴"六字。

鸡子黄⑧，主除热火疮，痫痉⑨，可作虎魄神物⑩ "黄"
字从《千金》补。"除"当为"阴"。

---

① 肪主耳聋，肠主遗溺：《大观》卷十九作《别录》文。《证类》卷十
九作《本经》文，莫氏同卢本。

② 微寒：《证类》卷十九作《别录》文。莫氏同卢本。

③ 止：《大观》卷十九、《证类》卷十九作"主"字。

④ 小便频遗，止烦除热：《大观》卷十九、《证类》卷十九作"小便利
遗溺，除热止烦"，为《别录》文。

⑤ 破石淋……灭瘢痕：此15字《大观》卷十九、《证类》卷十九为
《别录》文。

⑥ 主风寒湿痹，五缓六急，安胎：此11字《大观》卷十九为《本经》
文，《证类》卷十九为《别录》文。

⑦ 翮（hé 合）羽：统称鸟翅。《说文》"翮，羽茎也"。

⑧ 鸡子黄：《大观》卷十九、《证类》卷十九、卢本、顾本、孙本作
"鸡子"。"子"，动物的卵。

⑨ 痉：《大观》卷十九、《证类》卷十九、顾本、孙本作"痓"。

⑩ 可作虎魄神物：《本经》曰："鸡子，主除热，火疮痫痓，可做虎魄，
神物。"《吴普》曰："丹鸡卵可做琥珀。"

鸡白蠹肥脂①。

白蠹肥脂，"蠹"字，陈藏器本作"橐"，是也。白蠹谓蜑②衣，肥脂谓蜑白，承上鸡子言。据《千金》，鸡子下当有黄字，以此知白蠹肥脂亦指蜑也。《千金》云卵白汁主心下伏热，止烦满欬逆。

案：后世用凤凰衣治欬，鸡子清润喉，正取此。陈藏器云今鸡有白橐，如卵而硬，有白无黄，云是牝鸡所生，名父公台。"臺"字似"橐"字，疑传误也。陈说虽非《经》意，要其作"橐"可取也。

雁 肪

味甘，平。主风挛拘急，偏枯，血③原本"枯"下脱"血"字，今补气不通利。久服益气不饥，轻身耐老。一名鹜肪"鹜肪"当为"鹅肪"。

案："拘急、偏枯"申"风挛"，于此知中风四大症，痱、枯以缓急别，癔、痹以表里别，各有义。

雁为野鹅，与鸿为天鹅，为大小之别。今弋人称为花鹅。

---

① 鸡白蠹肥脂：《大观》卷十九、《证类》卷十九及卢本"鸡白蠹肥脂"下缺文。《纲目》曰"《本经》有其名，不具其功，盖脱简之文"。

② 蜑（dàn 但）：同"蛋"。《字汇补》："蜑，古作蛋。"

③ 血：《大观》卷十九、《证类》卷十九、卢本、顾本、孙本皆无此字。

鳖 甲

味咸，平。主心腹癥瘕，坚积寒热，去痞疾①，息肉，阴蚀，痔核②，恶肉。

案：《千金翼》有以此一味治阴头疮者，由此主阴蚀，引申用之。

鮀鱼③甲

味辛，微温。主心腹癥瘕，伏坚积聚，寒热，女子崩中下血五色"崩中下"六字《纲目》在"引痛下"，小腹阴中相引痛，疮疥死肌。

案：此药陶及诸家皆以为鼍甲。泉谓：鮀甲颇不易得，可用穿山甲代之。

蠡 鱼

味甘，寒。主湿痹，面目浮肿，下大水，疗五痔④顾本

---

① 去痞疾：《大观》卷二十一、《证类》卷二十一、顾本、孙本作"去痞"。莫氏同卢本。

② 痔核：《大观》卷二十一、《证类》卷二十一、顾本、孙本作"痔"。莫氏同卢本、《纲目》。

③ 鮀鱼：指鳄鱼，即今扬子鳄类。

④ 疗五痔：此3字《大观》卷二十、《证类》卷二十为《别录》文。莫氏同卢本。

无"疗五痔"句，当是《别录》文之混入者。一名鲖鱼①从《纲目》补。

案：鱼为水族，其性喜湿，独蠡鱼能杀诸鱼，故主湿痹。蠡亦鲤属，有独异之性。

"面目浮肿"申"湿痹"。

鲤鱼胆

味苦，寒。主目热赤痛，青盲，明目。久服强悍，益志气。

案：凡鱼皆令热中，是性缓也。独鲤能率群鱼上飞，又逆登龙门，则其类性强悍可知。凡性之征，恒见于胆。"强悍"于《洪范·五徵》属"急为恒寒"，故鲤胆性寒，肝胆开窍于目，故主目热疾。其"益志气"之义亦在是。

乌贼鱼骨

味咸，微温王注《素问》十一云"味咸，冷平"。主女子漏下赤白经汁，血闭，阴蚀肿痛，寒热，癥瘕，无子。

案：乌贼鱼亦喜杀鱼，故亦燥而收湿。《本草》例取独异者为用，故于诸鱼中专取此三种。徐之才曰此骨能淡盐、伏硇、缩银，据此知其收湿之力大矣。凡湿入血分而致瘀者宜之，故不论其漏与闭也。于淡盐、伏硇，知其破

---

① 鲖鱼：此2字《大观》卷二十、《证类》卷二十、《纲目》卷四十四为《本经》文。卢本无，莫氏从《纲目》补入。

血之力大。

海 蛤

味苦，平。主欬逆上气，喘息，烦满，胸痛，寒热。一名魁蛤。

案：此主痰结，亦半表半里症之用。

附：海蛤辨

海蛤，《本经》一名魁蛤，此语千古定案。故《吴普》曰海蛤形有文，文如锯齿，正谓今蚶子也。蚶，一名瓦垄，一名瓦屋，今名瓦楞。其大者曰车渠，一名海扇。垄，邱垄也。渠，沟渠也。称瓦垄，以其文起；称车渠，以其文陷；称海；以其色晦。训诂家谓"海者晦也"是也。称魁，以其形似羹斗也，如羹斗即与扇形相似也。车渠称扇，而今蚶子形亦如扇，故知为一类也。宋《嘉祐本草》于"海蛤"外别出"蚶子"，固非海药，别出"车渠"亦非也。论其主病，海蛤"止欬逆上气，喘息，烦满，胸痛，寒热"皆是痰水上涌之症，与瓦垄子"主消渴，和关节，解丹石，人生疮肿热毒"，与车渠之"解诸毒"性用大同，明非异物。自陶隐居谓海蛤从雁屎中得来，而《日华》因之，而苏恭、韩保升、沈存中因又谓是。海中杂蛤虽不言得之雁屎，亦与陶说大同小异也。推《吴普》义，海蛤为文蛤之别种，故皆有文而此独异也，并于以知文蛤之不专指花蛤矣。

文蛤

主除阴①原作"恶疮"，《御览》九百四十二作"除阴"，义长，今从之蚀，五痔。

案：仲景用文蛤二：一治欲水反不渴，一治渴而贪饮。虽其症表里不同，要皆为水热相得所致，意在破水，不在滋水。"阴蚀、五痔"亦皆水热所为，故主之，《御览》义长。仲景用法与《经》合。近世反之，误以为咸平能滋水也。

此药与瓦楞皆取散结为用，而瓦楞尤胜。盖瓦楞破已结之水，文蛤破将结之水。近世称此为海蛤，误。

石龙子

味咸，寒。主五癃"癃"字疑衍，否则与"淋"复邪结气，破石淋，下血，利小便水道。一名蜥蜴。

案：《尔雅》蜥蜴为蝾螈、蝘蜓②之通称。此《经》蜥蜴则指蝘蜓，即俗所谓泉龙，亦名壁虎，非蝾螈也。仲景于龙咬病云"吐出如蜥蜴"，可证凡物之小者曰石，如今小蟹称石蟹之例。《别录》始有蚖谓蝾螈，今用蛤蚧亦泉龙之属。

---

① 除阴：《大观》卷二十、《证类》卷二十、卢本、顾本、孙本此处为"恶疮"。

② 蜓：原作"蜒"，据《纲目》卷四十三引颂曰"《尔雅》以蝾螈、蜥蜴、蝘蜓、守宫为一物"改，下同。

案：《别录》别出"蚖"以当"蝾螈"，另有论在本集，则此《经》蜥蜴是今壁虎无疑。今考《纲目》所列诸古方用壁虎者，治脐风、久痫、撮口虚惊、瘫痪、厉节、破伤中风、疠风、瘰疬、疳疾、蝎螫、反胃噎气、痈疮大痛，诸风邪外受之疾，皆"五邪结气"之引申义，与此《经》不应而应。而《开宝》《日华》所云"蛤蚧主治久欬，肺痨，传尸，杀鬼物，邪气，下淋沥，通水道，下石淋，通月经，治肺气，疗欬血"皆大通肾气之用，尤与此《经》相符。蛤蚧即壁虎之别种，《方言》云桂林之中，守宫能唱者，俗谓之蛤蚧是也，与今医者用蛤蚧纳气又相符，与《外台》用蜥蜴治小儿阴癀，及《鬼遗方》用蜥蜴治诸瘘更相符，即谓此《经》石龙子为即蛤蚧也亦可，且《方言》云俗谓之蛤蚧，即可知古名之必为蜥蜴，若守宫矣。

"五邪"谓风、寒、湿、热及饮食，见《金匮》首篇。五者皆足令气结，故曰"五邪结气"。

露蜂房

味甘①，平。主惊痫瘛疭，寒热邪气，癫疾，鬼精，蛊毒，肠痔。火熬②之良。一名蜂肠。

---

① 甘：《大观》卷二十一、《证类》卷二十一、卢本、顾本、森本、孙本并作"苦"。

② 熬：卢本作"炙"。

案：此以窜为用，故主风湿所致痰液之壅。

蚱[①] 蝉

味咸，平[②]一作“寒”。主小儿惊痫，夜啼，癫疾，寒热。生杨柳上四字从顾本补。

案：陶注云是哑蝉[③]，参之当是鸣蜩，至秋无声时取之，故主有声之病。徐云蚱蝉日出有声，日入无声，故止夜啼，亦合。

附：蚱蝉说

《广雅》“闇蜩，蠬也”，《方言》《广韵》《集韵》并谓“蠬，寒蜩”，“寒蜩，瘖蜩也”，近王引之曰“闇与瘖同，蠬之为言犹瘖也”，此足证哑蝉之确。但陶注以哑蝉为雌蝉小异。泉谓：“蚱”古无其字，当为“乍”，乍犹“暂”也。谓暂有声，暂有声则终非能鸣者也，故曰瘖蝉。惟为瘖蝉，故止夜啼。陶云“俗云蝉五月不鸣，小儿多灾”，故其治疗亦专主小儿。若《玉篇》“蚱蝉鸣”，此不足信，当是孙强[④]辈羼入也。

又案：《说文》“嘒，小声也”。然则“菀彼柳斯，鸣

---

① 蚱：孙本作“柞”。

② 平：《大观》卷二十一、《证类》卷二十一作“寒”。莫氏同卢本。

③ 哑蝉：《证类》卷二十一引陶注“雌蝉也，不能鸣者”。

④ 孙强：唐高宗时之处士孙强，对《玉篇》进行修订，增字。此处引申增补有偏差。

蜩嘒嘒[1]"，正小声之谓。小声与瘖近，故云哑蝉。《诗》"嘒彼小星"，《传》"嘒，微貌"，是嘒有小义。

白僵[2]蚕

味咸平[3]。主小儿惊痫，夜啼，去三虫，灭黑皯[4]，令人面色好。男子阴[5]卢本无"阴"字，今从徐本补疡病。

案：蚕食桑叶，桑能去风燥，而僵者又病于风，得风气多，故主一切风搏精液之痰。湖俗以头二蚕僵为贵，《经》不言原蚕[6]。

---

① 菀彼柳斯，鸣蜩嘒嘒：出《诗·小雅》。意为夏日翠柳茂盛，知了嘶鸣。

② 僵：《大观》卷二十一、《证类》卷二十一、顾本为"殭"，森立之本作"彊"，《医心方》作"疆"，莫氏同卢本、孙本。殭，同僵。

③ 平：《大观》卷二十一、《证类》卷二十一为《别录》文。莫氏同《千金翼》、顾本、卢本、森立之本。

④ 皯（gǎn 敢）：《纲目》卷三十九作"黯"。《说文》"皯，面黑气也。从皮，干声。"黯（àn 暗），深黑色。

⑤ 阴：《大观》卷二十一、《证类》卷二十一为《本经》文，顾本、孙本并同，卢本无。

⑥ 原蚕：《纲目》卷三十九引弘景曰：原蚕是重养者，俗呼为魏蚕。又引颂曰：原蚕东南州郡多养之。此是重养者，俗呼为晚蚕，北人不甚养之。

卷 下

下品药：一百二十五种

孔公孽　殷孽　铁精　铁落　铁　铅丹①　粉锡　锡铜②镜鼻　代赭　戎盐　大盐　卤咸　青琅玕　礜石③　石灰　白垩　冬灰　附子　乌头　天雄　半夏　虎掌　鸢尾大黄　葶苈　桔梗　莨菪子　草蒿　旋覆花　藜芦　钩吻射干　蛇含　常山　蜀漆　甘遂　白敛　青葙子　雚菌　白及　大戟　泽漆　茵芋　贯众　荛花　牙子　羊踯躅　芫花　姑活　别羁　商陆　羊蹄　扁蓄　狼毒　鬼臼　白头翁　羊桃　女青　连翘　石下长卿　萹茹　乌韭　鹿藿　蚤休　石长生　陆英　荩草　牛扁　夏枯草屈草　巴豆　蜀椒　皂荚　柳华　楝实　郁李仁　莽草雷丸　梓白皮　桐叶　石南　黄环　溲疏　鼠李　松萝药实根　蔓椒　栾华　淮木　大豆黄卷　腐婢　瓜蒂　苦瓜　六畜毛甲蹄　燕屎　天鼠屎　鼺鼠　伏翼④徐本在中品虾蟆　马刀蟹　蛇蜕　蝟皮　蠮螉　蜣螂　蛞蝓　白颈蚯蚓

---

① 铅丹：原脱"铅"字，据正文药名补。
② 锡：原脱，据正文药名补。
③ 礜石：原作"礜石"，据正文药名改。
④ 伏翼：见《大观》卷十九、《证类》卷十九注：自虫鱼部，今移。所列部类同莫氏注文。

蚓　蛴螬　石蚕　雀瓮　樗鸡　斑猫　蝼蛄　蜈蚣　马
陆　地胆　萤火　衣鱼　鼠妇　水蛭　木虻　蜚虻　蜚
蠊　䗪虫　贝子

案：《纲目》卷十七有"由跋，辛苦，温，主毒痛结
热"。陶注及《小品方》皆以为鸢头，此本无之。又卷十
八下有"赭魁，甘平，无毒，主心腹积聚，除三虫"，陶
注：状如小芋。此本亦无之。疑皆《别录》文，李氏传写
误耳。

孔公孽

味辛，温。主伤食不化，邪结气，恶疮，疽瘘痔。利
九窍，下乳汁。

案："疽瘘痔"三字，申"恶疮"。

殷　孽

味辛，温。主烂伤，瘀血，泄痢，寒热鼠瘘，癥瘕，
结气《纲目》此下有"脚冷疼弱"四字。一名姜石。

铁　精

平。主明目，化铜。

案：铁精有二：一纯钢，沈括《笔谈》云：世用钢
铁，以柔铁包生铁，泥封，炼，令相入，乃伪钢也。真钢
是铁精百炼至斤两不耗者，纯钢也。此乃铁之精纯，其色

明莹，磨之黯然青且黑，与常铁异。案：此铁《别录》亦采之，云"治金疮烦满，热中胸膈，气塞，食不化"。《开宝》、许叔微谓之铁粉是也。一铁花，陶所云出煅灶中如尘，紫色轻者为佳是也。《经》意指此非纯钢，用者勿误。然《别录》称铁精疗惊悸，定心气，小儿风痫，阴㿗，脱肛，与生铁之主治大同，不与此《经》应。《金匮》鳖甲煎丸方用煅灶灰者，取其有铁精在也，力可化铜，何况瘕癥？

铁 落

味辛，平。主风热，恶疮疡疽，疮痂疥气在皮肤中。

案：古字"酪酥"或作"落蘇"，故铁浆称"落"。疽疮之状详《病源》，与痈疽之疽绝异，俗医不能别，盖由不知疽即发背上下搭手之属，遂误以疽疮当之。疽疮，即俗所称"未白先白头"是也，乃浅小之疾，而颇作痛，令人难堪，故《经》恒言之。

"疡疽疮痂疥"五字，申"恶疮"。而"痂疥"二字同义，当为"痂癞"。

铁

主坚肌耐痛。

案：此即生铁。苏恭以为熟铁，非。

铅 丹

味辛，微寒。主吐逆胃反，惊痫癫疾。除热下气。炼化还成九光①。久服通神明。

案："吐逆胃反，惊痫癫疾"，皆痰热气所为，故云"除热下气。"

粉 锡

味辛，寒。主伏尸，毒螫。杀三虫。一名解锡《御览》七百十九"解"作"鲜"。

案：此即铅粉。

锡铜镜鼻

主女子血闭，癥瘕，伏阳②，绝孕。

案：锡铜，即今云点铜。陶注特释锡铜镜鼻与粉锡同条之义，是陶以前粉锡与镜鼻不分列，但如此则于一百二十五种总数少一数，疑当补赭魁。

代赭一本"赭"下有"石"字，非

味苦，寒。主鬼疰，贼风，蛊毒。杀精物，恶鬼，腹

① 九光：形容绚烂的光芒。葛洪《抱朴子·至理》："怀重规于绛官，潜九光于洞冥。"
② 伏阳：《大观》卷五、《证类》卷五作"伏肠"。

中毒邪气，女子赤沃漏下。一名须丸。

案：《别录》除五脏血脉中热，即此"腹中毒邪气"之意。

《说文》"赭，赤土也"，则有"石"字非也。其必特著"代"字者，以见他处所产不足以当《本经》之效。吾湖所产，以醋调涂新生小儿两腮，时时润之数日，即免螳螂子①之患。赭亦朱属，故有"土朱"之名。其治"精物恶鬼"，亦与丹砂主治相似。

戎　盐

主明目，目痛。益气，紧②肌骨，去毒蛊。
案：紧肌骨，《逢原》作"坚筋骨"。

大　盐

令人吐。
案：《纲目》"令"上有"肠胃结热，喘逆，胸中病"九字，顾本无。

卤　鹹

味苦③，寒。主大热，消渴，狂烦。除邪及下蛊毒，

---

① 螳螂子：病证名。又名妨乳、颊脂垫。小儿生后一月左右，口腔内两侧近牙龈处，出现肿硬隆起的脂肪垫，剖视之颇似螳螂子，故名。。
② 紧：《大观》卷五、《证类》卷五作"坚"。
③ 苦：《大观》卷五、《证类》卷五作"苦咸"。

柔肌肤。

案：此即生盐①，以不成盐，故变文称鹹。

青琅玕

味辛，平。主身痒，火疮，痈疡疡，或作"伤"，疥瘙，死肌。一名石珠。

案：古者于光坚之物皆称珠，不必定圆，故以琅玕为珊瑚者近是。观云母石一名云珠可见。今肆中用红珊瑚。

案：云痈肿者，初起也；云痈疮者，已溃不收也；云痈疡者，痈之正候。

礜　石②

味辛，大热。主寒热鼠瘘，蚀疮，死肌，风痹，腹中坚癖，邪气案：卢本有"除热"二字，今从《纲目》删。一名青介石，一名立制石，一名固羊石。

案：蚀疮，如《金匮》阴中蚀疮之类，《千金》《外台》准此为用。近张璐《逢原》云今药肆以充砒石。泉谓：與、比二字义同。

---

① 生盐：即卤咸、卤碱。《大观》卷五，《证类》卷五引陶注云"是煎盐釜下凝滓"。又《唐本注》："卤鹹既生河东。河东盐不釜煎，明非凝滓，此是碱土，名卤鹹。"

② 礜（yù 玉）石：为一种有剧毒矿物，是制砷和亚砷酸的原料，《说文》"礜。毒石也，出汉中，从石与声"，注："《山经》曰礜可以毒鼠，郭注蚕食之而肥。按今世无此物。"

石 灰

味辛，温。主疽疡疥瘙，热气恶疮，癞疾，死肌，堕眉。杀痔虫，去黑子息肉。一名恶灰案："恶灰"当为"垩灰"，谓似白垩也。

白 垩

味苦，温。主女子寒热，癥瘕，月闭，积聚，阴肿痛，漏下无子①。

案：后人反之曰白墡。顾本无"阴肿"以下七字。

冬 灰

味辛，微温。主黑子，去疣，息肉，疽蚀，疥瘙。一名藜灰。

案：陶、苏皆言是藜蒿灰，从《经》文别名也。《别录》冬灰生方谷川泽，谓藜非谓灰。《纲目》泛指为冬月灶中所烧薪柴之灰，而驳《本经》为不然，并斥《别录》为不通，宜其所采诸论诸方，皆不切《经》意矣。考《本草拾遗》云灰藋茎叶烧灰，淋汁蚀息肉，除白癜风、黑子面皯着肉作疮，此则与《本经》合。《纲目》于"藜"下云：茎，烧灰，和荻灰、蒿灰等分，水和，蒸取汁，煎

---

① 阴肿痛漏下无子：此7字《证类》卷五为《别录》文。莫氏从卢本。

膏，点疣赘、黑子，蚀恶肉云云，乃取陶氏荻灰尤烈之说而为之，正当合"冬灰"为一条。

附 子

味辛，温。主风寒欬逆，邪气徐本"气"下有"温中金疮"四字，无下"金疮"二字，顾本同。破癥坚积聚，血瘕，金疮寒湿踒《御览》九百九十"踒"作"痹"躄拘挛，膝痛不能行步。

案："风寒欬逆，邪气"，寒在上，气分，上兼风，故云风寒；"癥坚积聚，血瘕"，寒在中，血分；筋骨"踒躄拘挛，膝痛"，寒在下，筋骨间，下兼湿，故云寒湿。古读"痿"为"绥"，故以"踒"为"痿"。两足病为踒，一足病为躄，皆寒在下。案：《千金》云"附子一枚，准半两"，此半两乃古秤，当今秤三分。明乎乌头为母，以附于乌头者为子，子必小于其母，则其重当止此。揆之《伤寒论》四逆通脉、四逆两汤，附子、姜并用之，等差相近。今药肆附子乃有重至今秤一两及两余者。今秤一两，当古秤廿两有余，视《千金》所言为廿余倍，必是其母，非其子也。如果古今所生不同，则其子之大且如此，其母当如何乎？惟子附于外，故主温经发表之用。若是母，则从里达表之力多，非专于表也。故医不通古今之变，而泥以为今药求如古效，其不足于治病也必矣！余闻之老药肆者云：此药价贱，自川至浙，水脚人工加费不小，故地头尽去其旁细子，单将如杯碗大者腌好而来。其不尽去者，亦轻捆载运，都被糟蹋。捡退市肆所用饮片，只此一物，并无分出乌头、附子及天雄者。然则，今市实无附子，宜其无如《千金》所云，天雄实混其中，故今无天雄。

乌 头

味辛，温。主中风，恶风，洗洗出汗。除寒湿痹，欬逆上气，破积聚寒热。其汁煎之，名射罔，杀禽兽。一名奚毒案：《广雅》"奚毒，附子也"，"附"当为"侧"之误。一名即子，一名乌喙案：《说文》"萴①，乌喙也"，"萴"即"即"字，古通。如"鲗"一作"鰂"之例。《别录》又添"侧子"，误于集者不知并合故也。《御览》引此正作"萴"。

案："恶风，洗洗出汗"六字，申"中风"；"欬逆上气"四字，申"寒湿痹"，此痹之在肺者。"寒热"二字属"积聚"，积聚皆风寒湿所致。案：《本草经》乌头与附子、天雄为三建。古注虽不一，其说要以根为乌头，附根为附子者近是，乃一本所生也。《纲目》强分乌头有二，而以附子之身为川乌头，《本经》乌头为草乌头，张冠而李戴矣。依李说，草乌头根、苗、花、实并同川乌头，但此系野生云云，则当于《本经》乌头下注云一种，野生者

---

① 萴（cè 侧）：《玉篇》："萴子，药名。一岁为萴子，二岁为乌喙，三岁为附子，四岁为乌头，五岁为天雄。"

性用并同，于例方合，不当竟以之当《本经》所指也。李于乌头下云"草乌头，根外黑内白，皱而枯燥为异尔，然毒则甚焉"，又于白附子下云"根正如草乌头之小者，长寸许，干者皱，文有节"合，而观之李，固知草乌头之即《别录》白附子也，何又立异至此？惟草乌头即白附子之属，故《日华子》谓草乌头为土附子，于以见白附子，实属附子之别种。《局方》青州白丸子，白附子、乌头并用，即近世川乌、草乌并用，诸方所祖也。

又《纲目》于天雄云天雄有二种，一种是他处草乌头之类自生成者，《别录》注乌喙云长三寸以上者为天雄，是也。据此，知李所指天雄亦白附子之别种。以一白附子分其长短，以当《本经》乌头、天雄，何也？

天　雄

味辛，温。主大风寒湿痹，历节痛拘挛，缓急。破积聚，邪气，金疮。强骨节，轻身健行。一名白幕。

案："历节痛拘挛"五字，申"大风寒湿痹"。

案：《伤寒论》四肢微急，难以屈伸，用桂枝汤加附子；四肢拘急不解，四逆汤中有附子。《金匮》竹叶汤方下云"颈项强，加大附子一枚"，皆用此《经》拘急主治。

案：《外台》谓破癖必用乌头，是用此《经》"破积聚"为义。

附：乌头赤石脂丸方论①

心，里也；背，表也。乌头，本也；附子，末也。心痛彻背，病自里而及表也，故以本大末小之药，曲肖之于此，可悟乌头治里，附子治表。《伤寒》少阴病，表也，故真武、四逆不用乌头；《金匮》寒疝，里也，故乌头煎、乌头汤不用附子。

《金匮》历节不用天雄用乌头，失精用天雄，与此《经》义异。大约天雄强骨节功多，治风寒湿痹力少。历节不用，恐其束邪，故失精、下元不固者用之。

半　夏

味辛，平。主伤寒寒热，心下坚，下气，咽喉肿痛，头眩，胸胀，欬逆，肠鸣，止汗。一名地文，一名水玉。

案：依文例，"下气"当为"上气"，传写之误也。《金匮》治大逆上气，咽喉不利，麦门冬汤方用之。

古无言胸胀者，疑"胀"当为"腹"。"胸腹欬逆"四字句，《千金》云"哕者，欬逆之名"。《经》意谓半夏治哕之在胸腹间，与"心下坚，上气，咽喉肿痛，头眩，肠鸣"为一例，文法皆以部言病。

---

① 乌头赤石脂丸方论：见莫文泉著《经方例释》"赤石脂丸"条。

虎　掌

味苦，温。主心痛，寒热，结气，积聚，伏梁，伤_{案：}"伤"下当有"风"字，筋痿拘缓，利水道。

案：《纲目》以为此即南星。李杲所谓主伤风、口禁、身强者，当即本此。古者"拘缓"皆称"筋痿"，《素问·痿论》亦然。

鸢　尾

味苦，平。主蛊毒邪气，鬼疰，诸毒，破癥瘕积聚，去水，下三虫。

案：《别录》"杀鬼魅，治头眩"本此。眩者，水所生。《广雅》及《玉篇》与《广韵》"鸢"下引郭璞说并谓鸢尾即射干。陶注射干云"人言叶是鸢尾"，其注鸢尾云"方家言是射干苗"。《纲目》用其说，且云不必以花色为别。然则，自魏而晋、而梁、而唐、而明，皆同矣。其或不别言苗根者，犹瞿麦、紫葳之比，古固有浑称之一例也。惟陶以"鸢尾之根，另称鸢头"，而疑为别种，遂启苏恭以下之异说，岂知鸢头即射干也。何以言之？陶以鸢头即由跋，与陈引之《小品方》、孙真人《千金方》同，而《别录》"由跋，主毒肿结热"，正与陶注涂毒肿之用合。《小品》鸢头治鬼魅邪气，《拾遗》治飞尸游蛊，又与甄权射干主疰气合。可知鸢头、由跋与射干一物无疑。

由，读如《书·盘庚》①"由蘖"之"由"，谓苗也。跋，
发声。干，犹扞②也。刺发、扞格皆透而未遂之意，于未
能遂透之中卒能透出，如为人掀起。然此其升发之力之猛
可见，所以能治毒肿及痹闭诸症欤。且以射干名乌翣，参
之乌鸢，一声之转，《说文》"翣，棺羽饰也，下垂"，夫
云下垂，则翣形如鸢尾矣，是乌翣正鸢尾之谓。诸家或以
由跋为南星之小者，非也。《金匮》鳖甲煎丸用乌扇，似
亦取此《经》"破癥瘕积聚"之义，岂以其同类，故名义
相似欤？

大　黄

味苦，寒。主下瘀血，血闭，寒热，破癥瘕积聚，留
饮宿食，荡涤肠胃，推陈致新，通利水谷，调中化食，安
和五脏。

案："血闭寒热"四字，申"瘀血"；"积聚留饮宿
食"六字，申"癥瘕"；"荡涤肠胃"二句申上，"通利水
谷"二句申上。

葶　苈

味辛，寒。主癥瘕积聚，结气，饮食寒热，破坚逐

---

① 书盘庚：指《尚书·盘庚》。内容是有关殷王盘庚迁都的事情，记叙
了迁都前后盘庚对贵戚近臣，庶民百姓所发布的谈话和命令。

② 扞（hàn旱）：同"捍"。

邪，通利水道。一名大室，一名大适。

案："积聚"以下八字，申"癥瘕"。上四字病痰之状，下四字致痰之因。"破坚"承上四字言"逐邪"，承下四字言"通利水道"，不专主小便，亦承治痰言。此即苦葶苈也，其甜者即莃蓂。

桔 梗

味辛，微温。主胸胁痛如刀刺，腹满，肠鸣幽幽，惊恐悸气。一名荠苨从《纲目》补，一名利如《广雅》作"梨如"。

案：此药三焦统治。"胸胁痛如刀刺"上焦也，"腹满肠鸣幽幽"中焦也，"惊恐悸气"下焦也。此皆气闭所致，故后世以为此药开提，古今调异指同。

莨菪子

味苦，寒。主齿痛出虫，肉痹拘急，使人健行，见鬼，多食令人狂走。久服轻身，走及奔马。强志，益力，通神。一名横唐。

案：《史·仓公传》① 作茛蓎②。齿痛出虫谓龋。

---

① 《史·仓公传》：即《史记·扁鹊仓公列传》。
② 茛蓎：此文见《史记·扁鹊仓公列传》"不乳"案例。

草 蒿

味苦，寒。主留热在骨节间，疥瘙痂痒，恶疮，杀虱，明目。一名青蒿，一名方溃。

案：诸家本草不言蒿明目，《大明本草》乃言子明目，疑今本"明"上脱"子"字。《纲目》及顾本"留热"以下六字在"虱"字下，此诸症皆风所为，则留热者亦留热风也。夏之暑气正因风来，故后世谓此药治暑。

又案：此即牡蒿，故《别录》有牡蒿即无青蒿。《尔雅》"蒿，菣。蔚，牡菣"[1]，《诗》"蓼莪"陆疏曰："蔚，牡蒿。"明青蒿即牡蒿也。

牡是壮大意，非无子之谓。试以性用，证之《别录》牡蒿主充肌肤，益气，令人暴肥，正与《斗门方》[2]以青蒿治男妇劳瘦义合。《纲目》牡蒿治阴肿，正与藏器青蒿治妇人血气腹内满相似，得此数证又奚疑？

旋覆花

味咸，温。主结气，胁下满，惊悸，除水，去五脏间寒热。补中下气。一名金沸草，一名盛椹。

案："胁下满"以下五字，申"结气"。"水"谓痰，

---

[1] 蒿菣蔚牡菣：《尔雅》"蒿菣"郭注："今人呼青蒿香中炙啖者为菣。""蔚牡菣"，郭注："无子者。"疏注：旧谓实如车前而内子微细不可见，故人谓之无子也。

[2] 斗门方：《大观》卷十、《证类》卷十草蒿条有该书引文。

后世谓此药治痰结，以此"去五脏间寒热"，谓肺中痰结所为。

藜 芦

味辛，寒。主蛊毒，欬逆，泄痢，肠癖，头疡，疥瘙，恶疮，杀诸蛊毒，去死肌。一名葱苒《广雅》"苒"作"萌"。

案：据此知，葱亦萝类，甄云治积年脓血泄痢，可申《经》义。

钩 吻

味辛，温。主金疮，乳痓，中恶风，欬逆上气，水肿。杀鬼疰蛊毒。 一名野葛他书或作"冶葛"。

案："中恶风，欬逆上气，水肿"九字，申"乳痓"。此即毛茛，《广雅》"毛茛，钩吻也"，湖俗称芹为阿母芹，故呼钩吻为毛脚阿母芹。阿母，即啮苦之转音，《尔雅》"啮苦，堇"，旧读固以"啮苦"为句也。依今所见，推《金匮》"水茛菪①，叶圆而光"，"光"当为"尖"字之误。

射 干

味苦，平。主欬逆上气，喉痹，咽痛不得息。散结

---

① 水茛：《金匮要略》"果实菜谷禁忌并治第二十五"作"水茛菪"。

气，腹中邪逆，食饮大热。一名乌扇，一名乌蒲。

案："咽痛不得息"五字，申"喉痹"；"腹中邪逆气，食饮大热"九字，申"结气"。湖俗称此为蝴蝶花，其根为射干，其茎叶者乃鸢尾也，别名扇蒲，皆状其叶。但仲景方鳖甲煎丸有乌扇，射干麻黄汤有射干，恐分两物，非关文异。考《释名》《小尔雅》《仪礼·既夕》注、《礼记·少仪》注、《淮南·说林》注、《吕览·有度》注，并云"翣①，扇也"，故乌扇亦称乌翣。

蛇 含②含，陶作合

味苦，微寒。主惊痫，寒热邪气，除热，金疮，疽痔，鼠瘘，恶疮，头疡。一名蛇衔《纲目》名龙衔，亦即龙芽。

常 山

味苦，寒。主伤寒寒热热发，温疟，鬼毒，胸中痰结，吐逆。一名互草案："互"当为"恒"，如嫦娥称"姮娥"之例。

案："寒热热发"四字，申"伤寒"，以伤寒有未发热、已发热两候，故别言之。"寒热"以伤寒之来往寒热

---

① 翣（shà 煞）：扇。《周礼·少仪》"手无容，不翣也"。《释文》"翣，扇也"。
② 含：《大观》卷十、《证类》卷十、森立之本皆作"全"，顾本作"合"。含、衔义同。

言，"热发"以壮热言，并皆治之。然以"热发"二字推"寒热"，知此寒热必寒少热多者也，故于苦寒为宜。"胸中痰结吐逆"六字，申"温虐、鬼毒"二病，以二病皆有"痰结"一因也。"吐逆"又申"痰结"，乃痰结之证。今药肆中常山、蜀漆不分。

蜀 漆

味辛，平。主疟，及欬逆寒热，腹中坚癥痞结，积聚邪气，蛊毒鬼疰。

案："疟及欬逆寒热"云"及"者，明此"欬逆寒热"不连"疟"，言各自为病也。"痞结积聚"四字，申"坚癥"；"蛊毒鬼疰"四字，申"邪气"。

甘 遂

味苦，寒。主大腹疝瘕，腹满，面目浮肿，留饮宿食，破癥坚积聚，利水谷道。一名主田。

案："宿食"以上未结，"癥坚积聚"已结。"利水谷道"，言其善下也。

白 敛

味苦，平。主痈肿疽疮，散结气，止痛，除热，目中赤，小儿惊痫，温疟，女子阴中肿痛案：《纲目》此下有"带下赤白"四字。一名菟核，一名白草。

案：此药性与名反，故能"散结气"。

附：白敛说

敛有赤白二种，而《本经》只称白敛者，犹苓、术、芍药等例也。第《图经》所云"赤敛花实，功用皆同，但表里俱赤尔"，究未审是今何物。以《斗门方》赤葛即何首乌之说推之，乃知首乌即赤敛也。乌与赤，浅深之分，非有大异，故赤葛亦名乌敛莓。《唐本草》"乌敛莓，叶似白敛"，其明证也。至其主治，则《唐本草》云乌敛莓，酸苦，寒，无毒，主敷风热毒肿、游丹。宋《开宝本草》云何首乌，苦涩，微温，无毒。主瘰疬，消痈肿，疗头面风疮，治五痔，止心痛，益血气，黑须发，悦颜色。二物主治大同，其一云寒、一云温者，正可见其性平，与《本经》白敛苦平不同而同，且与《本经》"主痈肿疽疮，散结气，止痛，除热，目赤，小儿惊痫，温疟，女子阴中肿痛，带下赤白"之意大同。而陶注谓乌敛莓，主敷痈疽疮肿、虫咬云云，与白敛更合其为一物二种无疑。编本草者，当并"乌敛莓""何首乌"于"白敛"下为是。

青葙子

味苦，微寒。主邪气，皮肤中热，风瘙身痒，杀三虫。子名草决明，疗唇口青。一名草蒿，一名姜蒿。

案：此即今鸡冠花草，方书皆用白色。"皮肤"以下八字皆表症，而冠以"邪气"二字，明此"皮热瘙痒"皆自半表里出，非纯里也。

蘿菌

味咸，平。主心痛，温中，去长虫，白瘢①，蛲虫，蛇螫毒，癥瘕诸虫。一名蘿芦《千金》《外台》皆用此称。

案：此即芦笋。瘢，古"癣"字。癥瘕亦有有虫者，故云"癥瘕诸虫"。

附：蘿菌解

蘿菌当为蘿②囷，即芦荻茎之未放叶者也。《尔雅·释草》"葭③，华《文选》注引"华"作"苇"。蒹，蔗④。葭，芦。菼，薍⑤"，其"萌，蘿"郭注"今江东呼芦笋为蘿，音缱绻"。案：郭意谓，蘿音如勘字，蘿声之比，《篇》《韵》及《图经》皆谓芦苇之萌名曰蘿，《玉篇》又曰江东呼芦苇为芦蘿，即此《经》"蘿芦"之倒语。《春秋传》楚子麇卒，"麇"即"麕"之省，而《谷梁》作"卷"，知困声、卷声相通。未放叶之芦如卷，故曰当为"蘿囷"，写者一省"弓"，一加"草"，遂作"蘿菌"耳。郭注

---

① 瘢（xuǎn 选）：同"癣"。白癣，又称发癣或白秃风，是头癣的一种。

② 蘿（quǎn 犬）：芦苇类植物的嫩芽。

③ 葭（jiā 家）：初生的芦苇。《尔雅》"葭，华"。郭注即今芦也。

④ 蔗（lián 廉）：未开花的荻。《尔雅》"蒹，蔗"。

⑤ 菼薍（tǎnwàn 坦万）：菼，指荻。《说文》"菼，蘿之初生"。《尔雅》"菼，薍"。郭注：似苇而小实中江东呼为乌蓝，音北。

"蘮茷"虽专为"蘮"，谓其实亦双声字，盖此物单呼曰蘮，累呼之曰蘮囷，则与蘮茷尤合矣。《金匮》治肺萎有苇茎汤，而《肘后》治蛔蜞、《千金》治蛔，皆有蘮芦单方。《外台》《集验》贯众丸治九虫，《备急》范汪①白散丸治三虫，方中皆用蘮芦，皆据《本经》，则《本经》云治心痛者，亦当治虫心痛矣。程敬通《外台》校曰：蘮芦，或作藜芦。依此推之，《千金》《外台》治癣方有用藜芦者，殆即蘮芦之误，与《本经》蘮芦治白瘢合。揆之主治，其为蘮菌无疑。陶氏泥"蘮"古"鹳"字，谓鹳屎所化之菌，则此菌非易得，又不言识别之法，必非《本经》便用之意，宜亦为苏恭所斥。然苏恭以后诸家，以为芦苇所生之菌，是读"蘮"为"萑"②矣。孙星衍又谓《尔雅》"渻灌茵③芝"，《文选》注引"茵"作"菌"，蘮菌即灌菌也。是读"蘮"为"灌"矣。然绎《本经》一名蘮芦一语，必非菌类也。

又案：段缪堂云：凡《经》言蘮茷、言蒹葭、言葭芺者，皆并举二物。蒹、芺、萑，一也，今人所谓荻也。葭，苇一也，今人所谓芦也。《释草》曰葭华，蒹薕。又曰葭芦，芺薍，每二字为一物。葭芦即葭华也，芺薍即蒹

---

① 范汪：原误作"范注"，据《外台》卷二十六引《肘后》范汪方改。范汪系南北朝医家。

② 萑（huán 环）：古代指芦苇一类的植物。

③ 茵：《尔雅》余按"菌字破坏作茵"，即"茵"为"菌"之坏字。

廉也。《夏小正·七月秀萑苇》①　《传》曰未秀则不为萑苇，秀然后为萑苇。以萑未秀为菼，苇未称为芦。依段说推之，《尔雅》"蘆"字总括荻、芦二物言，则《本经》蘆菌亦当如是，以荻芦皆有笋也。《图经》专指芦说未尽矣，《圣惠方》治吐血用芦荻叶，亦不分析，可见二物性用之同尔。

《说文》"蘆，弓曲也。"蘆菌②云像芦芽屈曲之形，后乃加艹作"蘆"耳。

白　及

味苦，平。主痈肿恶疮，败疽，伤阴死肌，胃中邪气，贼风，鬼击，痱缓不收。一名甘根案：《吴普》作"白根"，一名连③及草。

案："痈肿恶疮"以下十字，坐药取此；"胃中邪气"四字，丸药取此；"贼风"以下八字，围药取此。《广雅》"白芨，茿薋④也"。王氏《疏证》："茿"与"朹"⑤通，

① 夏小正·七月秀萑苇：《夏小正》为我国最早采用夏历的文献，由"经"和"传"两部分组成，内容按一年十二个月，分别记载每月的物候、气象、星象、重大政事及生产等大事。
② 菌：疑衍。据《说文》段注"陆德明云《说文》音权，然则与拳曲音义略同……按偏旁多后人所加，蘆者正是古本草初生句曲也。"
③ 连：原误作"逋"，据《大观》卷十四、《证类》卷十四、《纲目》卷十二该条、卢本、顾本改。
④ 茿薋（qiúzī 裘淄）：即白及。
⑤ 朹（qiú 裘）：朹矛，三棱矛。

"蔶"与"茨"通，皆三角物。白及根有三角，故名。其根紫色者，曰紫给，即参三七。

大　戟

味苦，寒。主蛊毒，十二水。腹满急痛，积聚，中风，皮肤疼痛，吐逆。邛鉅①。

案："腹满急痛积聚"六字，申上蛊、水，言二病皆有之。"皮肤疼痛吐逆"六字，申"中风"，言中风亦有水者。

今肆中大戟、泽漆不分，二药并治半表里症之表多者。

泽　漆

味苦，微寒。主皮肤热，大腹水气，四肢面目浮肿，丈夫阴气不足。一名漆茎。

案：此当如《别录》为大戟苗。"四肢面目浮肿"六字，申"水气"。

茵　芋

味苦，温。主五脏邪气，心腹寒热，羸瘦如疟状，发作有时，诸关节风湿痹痛。

---

① 邛鉅（qióngjù 穷巨）：《尔雅》释草"荞邛鉅"，郭注："今药草大戟也。"

案："心腹"以下十三字，申"五脏邪气"，此病在半表里。"诸关节风湿痹痛"七字，病在表，要亦自半表里来者。

案：据《别录》一名莞草，推之即今席子草。《说文》"莞草也，可以为席"是也。"茵"字正以此为名。《说文》"茵车重席也"，亦可省作"因"。《广雅·释器》"丙①，席也"。近朱骏声云"丙，即因之讹"是也。此草细茎，圆而中空如管，故曰莞。莞，犹管也。《诗》笺谓之小蒲，言其细。《广雅》谓之葱蒲，言其空。凡中空之物，皆能发汗，故主贼风。《尔雅》"蒴，鼠莞"注"纤细似龙须，可以为席"。《纲目》以之当《别录》之龙常。龙常亦疗痹寒湿，当与莞草为一类，故亦可为席。《尔雅》蒴②字，《广韵》《类篇》《集韵》皆作"庳"。"蒴"即"庳"之俗，"庳"与"卑"同为矮小，与陶注"茵蔯细软，连细茎取之"之义合。《别录》"一名卑共"，"共"乃"與"字草书之讹。古"薯蓣"字作"藷藇"③，或省艹，遂误为"共"，《大明》《图经》所释茵蔯及莽草，皆与陶悬殊，疑别一物。

今用茵蔯，可以陈席所多汗处代之。《纲目》"败席"入灯心草，而《乌程县志》：灯心草即《本经》龙刍。案：

---

① 丙（tiǎn 舔）：《说文》"舌貌"，《集韵》"以舌钩取也"。

② 蒴（bǐ 比）：《尔雅》"蒴，鼠莞"。疏"蒴，莞草，可以为席。一名鼠莞"。

③ 藷藇（zhūyù）：音朱玉。

《别录》龙刍一名悬莞，陶、韩皆云可以为席，是莞草亦即龙刍之属。《本经》并列二莞，当谓鼠莞为茵蓣也。"鼠"字之义与细软尤合。

又案：古字无"蓣"，并无"预"，则当用"芧"字。《说文》"芧，草也"，释者谓即三棱，形似沙草，以彼证此，知茵蓣之"蓣"，取中空也。中空之草，皆通气脉，大约力微者宣滞，力大者发汗。麻黄亦莞类，故发汗。此草叶似石南，亦似莽草。

贯 众

味苦，微寒。主腹中邪热氣，诸毒，杀三虫。一名贯节，一名贯渠_{疑即"洓"字}，一名百头，一名虎卷，一名扁符_{案：《尔雅》作"篇符"，《别录》一名藡藻①，即《尔雅》之"洓"。《类篇》引《尔雅》作"藻"，与"藡""藻"二字近。}

莞 花

味苦，寒。主伤寒，温疟。下十二水，破积聚，大坚癥瘕，荡涤肠胃中留癖饮食，寒热邪气，利水道_{《纲目》"肠胃"二字作"胸"一字。}

案：此药《纲目》以为即芫花之黄者，甄权列其性用与《本经》芫花大同。陶云似芫花而极细，白色，其茎叶

---

① 藻（shuò 烁）：《尔雅》："洓，贯众。或从艹。"

形状未详，二苏说亦不明，且苏颂并不以黄芫花为即莞花。《纲目》率合之，未足为信，而他书又无莞草之名，惟《方言》"莞，芜菁也，陈楚曰蘴①，燕齐曰莞"。《证类》载其花治虚劳眼暗。考眼暗亦痰病，与《本经》主治略近。

牙　子

味苦，寒。主邪气热气，疥瘙，恶疡，疮痔，去白虫。一名狼牙。

羊踯躅

味辛，温。主贼风在皮肤中淫淫痛，温疟，恶毒，诸痹。

案：此即黄杜鹃，一名闹杨花，与红踯躅相似，故称羊。红者即俗所谓映山红。

芫　花

味辛，温。主欬逆上气，喉鸣喘，咽肿气短，蛊毒鬼疟，疝瘕痈肿，杀虫鱼，一名去水《说文》"芫，鱼毒也"，《尔雅》作"杬"。草木偏旁通。

案："气短"以上十一字，痰水所为；"痈肿"以上八

---

① 蘴（fēng）：音风。

字，他症兼痰水。

姑　活

味甘，温。主大风邪气，湿痹寒痛。久服轻身益寿，耐老。一名冬葵子。

案：此与下二味，诸家不识，退入"有名未用"，《纲目》以此文为《别录》。

附：姑活解

陶注姑活云：药无用者乃有固活丸，即是野葛之名。呜呼！观陶此注即知"固活"之为"姑活"矣。夫野葛者，钩吻也。陶于钩吻不信，或云毛茛之说，而误以固活当之，遂存疑于此耳。岂知或说实本《金匮》"食芹禁忌"之义，确不可易。今以钩吻为毛茛，则陶所云钩吻，其为固活无疑。《纲目》钩吻"集解"某氏曰_{今作"时珍曰"，细绎之，疑是《别录》不能定，故称某氏曰}钩吻生傅高山谷及会稽东野，折之青烟出者名固活，二月、八月采。据此知，姑活与钩吻一种二类。苏恭曰钩吻新者，折之无尘气，经年以后则有尘起，从骨之细孔出，今折枸①杞根亦然，《本草》言折之青烟起者，名固活为良，亦不达之论也。苏虽不信"青烟起"之说，然其混称《本草》言，即可知此说之古矣。《纲目》"石龙芮"下别出"毛茛"，与"钩吻"

---

① 枸：原作"拘"，据文义改。

同列，而退"姑活"于"有名未用"中，谬称《别录》。又存"姑活"于《本草经》目，何其矛盾也？神农药如别羁、屈草、姑活，虽云不识，犹有蛛丝蚁迹之可寻。又案：姑活既与钩吻为一种二类，则亦堇属，古者堇、葵例得通称，故姑活一名冬葵子。且依"子"字推之，或姑活为毛茛之子，与石龙芮为水茛之子，并取欤。

别 羁

味苦，微寒。主风寒湿痹，身重，四肢疼酸，寒邪_元大德本无"邪"字历节痛。

案：此药疑即《别录》"丁公寄"。

附：别羁说

别羁，《别录》一名别枝，陶注"方家时有用处，今已绝矣"。泉案：此药虽不可的知，以名义考之，当为藤属。"羁"即羁字，与"羁"通，"枝"与"支①"通。《篇》《韵》皆曰"羁，寄也"。羁，马络头也。以络言之，与络石之称合。以寄言之，与寄生之称合。即以支言之，与通草之称附支合，三物皆藤属则别羁可知。《别录》"丁公寄，辛温无毒"，《拾遗》又谓其疗风。《图经》有"烈节云似丁公寄，辛温无毒，主肢节风冷，筋脉急痛"。李氏云杨倓《家藏方》有"烈节酒方，疗历节痛"，则全

① 支：原作"枝"，据以下文义"附支"改。

似此《经》语，疑《经》意即指此物。盖䕡、寄皆奇声，而别䕡与烈节又为声转，故于义尤合也。又案：《礼·内则》"男角女羁①"，郑注"午达②曰羁"，《疏》以纵横交午通达释之。然则别䕡云者，谓其别异而又交午通达，正藤蔂之状也。凡治《本草经》，苟得名义性用相符，便即是矣。

商　陆

味辛，平。主水肿③，疝瘕，痹。熨除痈肿，杀鬼精物。一名葛④根，一名夜呼。

案："熨除痈肿"，明非内治也。此即山大黄，故一名山羊蹄。陈藏器谓"酸模，一名蓨"⑤，与《别录》商陆味酸，《尔雅》苗修合，是商陆、酸模一物也。《纲目》别出"酸模"，非《别录》"有名未用"中有。苗根，咸平，无毒，主痹及热中，伤跌折。陈藏器疑为茜根之误，岂知"苗修"见《尔雅》，释者谓即"蓨"，"蓨"之作"苗"，正如"葛"之作"笛"也。是苗根即商陆，称"苗根"犹

①　男角女羁：指初生小儿剪发，男婴留脑门两边之发，女婴留顶中发。出《礼记·内则》："三月之末，择日，剪发为鬌，男角女羁。"

②　午达：原意指古代女子的发髻式样，后用以比喻融汇贯通。出《礼记·内则》"男角女羁"郑玄注"午达曰羁也"孔颖达疏："今女剪髮留其顶上，纵横各一，相交通达，故云午达。"

③　肿：《大观》卷十一、《证类》卷十一作"胀"。

④　葛（tāng 汤）：即商陆。

⑤　蓨（tiáo）：音条。

《本经》称葛根也，《说文》苗葛连列。疑"商"当作"商"，商陆即"蓫"字之反切。《玉篇》"葛，蓫葛。马尾，商陆也。"陶注其花名葛。是称葛者，以花称也。

羊 蹄

味苦，寒。主头秃疥瘙，除热，女子阴蚀。一名东方宿，一名连虫陆，一名鬼目。

案："女子阴蚀"亦热所为。案：此《博雅》亦谓之蓳①，殆藜之属，今湖人称野大黄。陆《疏》以为即蓫，当以其同类浑称之。

扁 蓄

味苦，平。主浸淫疥瘙疽痔，杀三虫。

案：此乃藜属，《韩诗》② 谓之筑③，《鲁诗》谓之藩，《毛诗》谓之竹。案：此药与楝实俱为治湿之峻药，但楝利气，蓄行水为别。

狼 毒

味辛，平。主欬逆上气，破积聚，饮食，寒热，水

① 蓳（‖离）：《博雅》"蓳，羊蹄也"。
② 《韩诗》：《诗经》的文学派别之一。西汉初传《诗经》者有鲁、齐、韩、毛四家。齐人辕固传《齐诗》，鲁人申培公传《鲁诗》，燕人韩婴传《韩诗》。又毛亨、毛苌传《毛诗》。鲁、齐、韩三家为今文诗学，魏晋后逐渐衰亡。《毛诗》为古文诗学，是魏晋以后的通行本。
③ 筑：原作"筑"，据《篇海》"筑，筑字之讹"改。

气，恶疮，鼠瘘，疽蚀，鬼精蛊毒，杀飞鸟走兽。一名续毒。

案："饮食，寒热，水气"六字，申"积聚"；"鼠瘘，疽蚀"四字，申"恶疮"。

案：此于九痛之因①治其六，"饮食寒热水虫"是也。余风注"去来三因，未尝不赅此"，《金匮》九痛丸方所以用之也。考《千金》狼毒四两，附子、干姜二两，余一两，是以狼毒为君，附、姜为臣，余为佐使。《尔雅》"薞②，狗毒"即此，犹狼尾草之为狗尾草，同类也。

以杭花名鱼毒，乌头名奚毒例之，则此药当可以毒狼狗，故云杀走兽。

鬼 臼

味辛，微寒③。主杀蛊毒，鬼疰精物，辟恶气不祥，逐邪，解百毒。一名犀爵④，一名马目毒公，一名九臼。

案：此所治之症皆痰也。以一名"马目毒公"推之，明非二物，后人以《外台》有方两物并列，疑其各物。泉谓：《外台》鬼臼当为鬼目之误。鬼目，排风子也。案：

---

① 九痛之因：古人立九痛之名，其要不外寒热、虚实、气血、痰食、虫之九因。

② 薞（jì）：音计。

③ 寒：《大观》卷十一、《证类》卷十一、顾本、森立之本均作"辛温"。卢本作"温"。疑莫氏所本有误。

④ 犀爵：《大观》卷十一、《证类》卷十一、《纲目》卷十七、顾本、森立之本皆作"爵犀"。莫氏从卢本。

别名九臼，如殷诸侯鬼侯①亦作九侯。《纲目》以为此即南星之大者。

白头翁

味苦，温。主温疟，狂易寒热，癥瘕，积聚瘿气，逐血止《纲目》"止"下有"腹"字痛，疗金疮。一名野丈人，一名胡王使者。

案：《说文》："翁，颈毛也。"草之茎像人之颈，此草茎有白毛，故名。"狂易寒热"四字，申"温疟"；"积聚瘿气"申"癥瘕"。言"狂易"者，独蜣蜋与此言变易常时也。此药亦表里并治者，故甄权云主腹痛，骨节痛。《纲目》采《别录》"止鼻衄"三字，疑此"疗金疮"三字亦《别录》文。

羊 桃

味苦，寒。主熛热，身暴赤色。除小儿热，风水积聚，恶疡。一名鬼桃，一名羊肠。

案：顾本"除小儿热"四字在"疡"下，义长。"风水"以下非独小儿有之。"熛"即"瘭"字，古止作㶾②，谓"燎浆疱"也。其发迅速，故又云"暴"。"身暴赤色"

---

① 鬼侯：鬼侯指商纣王。《礼记·明堂位》"昔殷纣乱天下，脯鬼侯以饗诸侯"，疏："九与鬼，声相近，故有不同也。"

② 㶾（piāo 飘）：同"熛"。

申"熛热"。若内有"积聚"，外有"恶疡"，则亦风水症中之一端也。因知《金匮》风水只取风水之属伤寒者言之。凡大名必非一端，近朱骏声以为即夹竹桃。考夹竹桃，《纲目》以为凤仙①，别名是羊桃，乃凤仙之类，后人用凤仙者祖此。

女　青

味辛，平。主蛊毒，逐邪恶气，杀鬼温疟，辟不祥。一名雀瓢。

案：此当依《别录》为蛇衔根，若《广雅》"女青，乌葛也"，乃葛属，盖指藤生者《纲目》谓即《外台》龙衔膏之龙衔根。案：李说是《经》无"龙衔"，盖以"蛇衔"概之。

连　翘

味苦，平。主寒热鼠瘘，瘰疬，痈肿《纲目》及顾本、徐本，"肿"下有"恶疮"二字，瘿瘤，结热蛊毒。一名异翘，一名兰华，一名折根，一名轵"轵"当为"轺"之误，一名三廉。

案：《玉篇》《药性》皆以为旱莲子。

案："寒热鼠瘘瘰疬"半表里也，"痈肿恶疮瘿瘤"纯表也，"结热"纯里也。

---

① 凤仙：以下文字《纲目》卷十八未见，且"羊桃""凤仙"分列，无涉别名之关系。

石下长卿

味咸，平。主鬼疰精物，邪气恶鬼①顾本作"邪恶气"，无"鬼"字，杀百精蛊毒，老魅注易，亡②走啼哭，悲伤恍惚。一名徐长卿与上品七十八同名。

案：《纲目》以此为《别录》并于上品"徐长卿"中。窃疑"杀百"以下皆当为《别录》。

附：石下长卿说

《纲目》据《吴普》云徐长卿一名石下长卿。陶注亦云两条并出误尔，遂并"石下长卿"于上品"徐长卿"为一物，而于《本草经》目录仍两列之，殊属依违绎。陶注徐长卿及《纲目》注鬼督邮情状，并如细辛而色黄，知《唐本草》之鬼督邮即《本经》之徐长卿，寻其主治允合，是因别名而乱其正名也。若石下长卿虽亦一名徐长卿，要自别为一物，不可并。据《别录》知，徐长卿是山草，石下长卿山泽皆有之，其出处固异也。古方徐长卿散，当即石下长卿，盖汉以后本草家多称《本经》别名为正名。如仲景书中消石为芒消，射干为乌扇，牙子为狼牙，衣鱼为白鱼，王瓜为土瓜。《千金》《外台》中石龙子为蜥蜴，藋菌为藋芦，卫矛为鬼箭，枸

① 邪气恶鬼：《大观》卷十一、《证类》卷十一作"邪恶气"。
② 亡：《证类》卷三十"唐本退二十种"、顾本、森立之本作"凶"古同"亡"。《说文》"凶，逃也，凡亡之属皆从亡"。

杞为地骨，草蒿为青蒿，皆是。彼即以鬼督邮称《本经》之徐长卿，因以徐长卿称《本经》之石下长卿，亦其例也。吴普时已盛称石下长卿为徐长卿，故倒举《本经》之文以明之。陶注误会，疑为《经》衍，李时珍从之，非是。

蔄 茹

味辛，寒。主蚀恶肉，败疮，死肌。杀疥虫，排脓恶血，除大风热气，善忘不寐[①]顾本"寐"作"乐"。

案："热气善忘不寐"六字，申"大风"。

乌 韭

味甘，寒。主浮热在[②]原本无"浮热在"三字，今从《别录》"屋遊"下主治补皮肤往来寒热，利小肠膀胱气。

案：即"发菜"，陆生曰乌韭，水生曰陟厘，墙上曰垣衣。"皮肤往来寒热"六字，半表里也，"利小肠膀胱气"里也。《别录》"屋遊"主治同此。

鹿 藿

味苦，平。主蛊毒，女子腰腹痛不乐，肠痈，瘰疬，

---

① 寐：《大观》卷十一、《证类》卷十一、顾本、森立之本作"乐"，莫氏同卢本。

② 浮热在：此三字《大观》卷十一、《证类》卷十一、卢本、顾本、森立之本皆无。

疡气。

案："女子腰腹痛"，血脉中风毒所为也。此即野绿豆之苗叶也，凡言鹿者，皆谓野也。

蚤 休

味苦，微寒。主惊痫，摇头弄舌，热气在腹中，癫疾，痈疮，阴蚀。下三虫，去蛇毒。一名蚩①休。

案："惊痫，摇头弄舌"半表里也。"热气在腹中，癫疾，痈疮，阴蚀"由里之表也。案：此药即七叶一枝花，乃甘遂之别种，故一名白甘遂。

石长生

味咸，微寒。主寒热恶疮，除②大热，除辟鬼气不祥。一名丹草。

案：此疑即《纲目》之红茂草。《纲目》无"除"字，今案：当在"大热"上，大热与寒热不同症，宜别言之。

陆 英

味苦，寒。主骨间诸痹，四肢拘挛疼酸，膝寒痛，阴

① 蚩：《证类》卷十一引《日华子》、森立之本并作"螫"，义长。
② 除：《大观》卷十一、《证类》卷十一、卢本、顾本、森立之本并无。

瘘，短气不足，脚肿。

案："四肢"以下至末，皆申言"骨间诸痹"之症。此即蒴藋，云陆英者，对水蕲之称水英言也。《诗》谓之莱，《传》谓之藜，《说文》谓之堇①。有白心、赤心二种。

附：陆英说

《说文》"莑，菜类"，"蒿芹，楚葵也"，"蕲，草也"，"堇，根如荠，叶如细柳，蒸食之甘"，四字不类次，而于藋下云堇草也，芨下云堇草也，注者未得其说。今以《玉篇》及诸家本草参之，知莑为荄蒿，自为一类。芹、蕲一类，堇一类。莑，近声；芹，斤声；蕲，斳声。《说文》无斳，当从堇、斤声。本草家又有蘄字，当即堇字之异文，亦可省为芹。凡五字莫省于芹，故此字古今通行耳。《本草经》水蕲一名水英，而有陆英即蒴藋，《别录》"蒴藋，一名堇草，一名芨"，此与《说文》"藋""芨"二篆注合。因知郭注《尔雅》以芨堇为乌头，非也。乌头古名鸳鸯菊，今名僧鞋菊，是蒿类，非荠类，不当称堇也。《说文》"藋"下又云一曰拜商藋，《本草》拜商藋即灰藋，以此知蒴藋、灰蒴皆得称堇，而红心灰藋又谓之藜。《左传》"斩之蓬蒿、藜藋"，谓蓬蒿一类，藜藋一类。古人言中有物，如此堇与芹、蕲本各物，而本草家恒混称

---

① 堇（jǐn 仅）：古同"堇"，亦称"旱芹"，一种野菜。

之，故难别耳。订《说文》者，当于"芹"下列"蕲"，云芹或从草斤声，而删"蕲草也"，篆注方合。今本恐浅人改也。

水堇之子曰石龙芮。言其芮，芮，细也。水堇中之叶圆而光①者曰水茛，见《百一方》可以证《金匮》芹忌中水茛菪，"茛"字之误，及"菪"字之衍。旱堇中之叶有毛者曰毛堇，亦曰毛茛，可以证《金匮》钩吻之即毛茛。其似堇而非者曰马堇，即野茴香，而大茴之为蘹，小茴之为蒔，萝兰香之为罗勒，皆由马蕲别之也。其生于山者曰当归，即《尔雅》"薜，山蕲也"，而芎䓖之叶似蕲，蕲之叶似芎䓖。《本草》互言之，知芎䓖亦蕲类也。由是而苗曰蘼芜根，须曰藁本亦然。白芷称蕲茝是亦山蕲类，而蛇床又由山蕲别之也。其变为藤本也曰白英，即排风子之茎也。其变为木本也曰木蒴藋，故蒴藋一名接骨草，而木蒴藋即一名接骨木。

荩　草

味苦，平。主久欬上气，喘逆，久寒惊悸，痂疥，白秃，疡气。杀皮肤小虫。

案："惊悸"以上十字，半表里也；"痂疥白秃疡气"六字，亦皆由里之表，与下"杀皮肤小虫"五字，皆属半

---

①　光：疑作"尖"。见"钩吻"条莫文泉注"水茛，叶圆而光"，"光"当为"尖"字之误。

表里。此药《尔雅》谓之王刍，《毛诗》谓之菉①，朱骏声云即今之淡竹叶也，亦莎属。

牛 扁

味苦，微寒。主身皮疮热气，可作浴汤。杀牛虱小虫，疗②牛病。

案：唐宋人倒称此名为扁特，亦为扁毒，亦为便特。便、扁同音，《论语》③"友谝佞"，今作"便"是也。特、牛同义。《说文》"朴特，牛父也"，是也。依苏、韩及陈说当以其叶如篇蓄叶，故以"篇"称"扁"，即篇之省。其篇蓄生于水者曰薄④，扁毒之毒，当即薄之省。《拾遗》有水竹叶云生水中，叶似竹叶，而短小可以生食，亦去蚑虱，当即其一种，《经》以"牛扁"次"荩草"以此。但即以牛称，当是粗大之物，非短小也。古方无用之者。

夏枯草

味苦辛卢本作"微"，今从顾本、徐本改，寒。主寒热瘰疬，鼠瘘，头疮，破癥，散瘿结气，脚肿湿痹。轻身。一

① 菉（lù 路）：荩草。《说文》"菉，王刍也。从草，录声"。《大观》卷十一、《证类》卷十一、《唐本注》引陶注"俗名菉蓐草"。

② 疗：《大观》卷十一、《证类》卷十一、顾本、森立之本皆作"又疗"。莫氏从卢本。

③ 《论语》：见《论语》"季氏十六"："友直，友谅，友多闻益矣……友便佞，损矣。"可参。

④ 薄（dū 督）：《说文》"水萹，薄也，从艸、水，毒声，读若督"。

名夕句，一名乃东。

案："头"谓颈也，"瘿结气"即今气头颈，"脚肿湿气"即今脚气。寻此药所治之症，皆半表里也。此药为茺蔚别种，夕句、乃东即茺蔚二字之反切。

屈 草

味苦，微寒①。主胸胁下痛，邪气，肠间寒热，阴痹。久服轻身，益气耐老。

案："阴痹"以上，皆半表里之症。《内经》阴痹者，骨痛按②之不可得也。

附：屈草说

屈草③，《纲目》退入"有名未用"中，盖久无识之者矣。泉案：《广雅》"马帚，屈，马菷④也"。谓马菷一名马帚，一名屈也。菷、马帚本出《尔雅》。《尔雅疏》：菷草似蓍，俗谓蓍菷，可为扫彗，而张楫云云正与此《经》字合。帚为除秽之物，而屈草主胸胁下痛邪气，肠间寒热，阴痹。寻其证治，皆系括痹之意，亦与马帚字义合。《纲目》"蠡实"下之"铁扫帚"即此，其引《乾坤

① 微寒：《证类》卷三十引《本经》无，《别录》存。莫据顾本、森立之本补。

② 按：原误作"案"。

③ 屈草：见《证类》卷三十"有名未用"中"唐本退二十种"《本经》一种。《纲目》入"有名未用"中。莫氏归入《本经》为正条目。

④ 菷（píng）：音平。

生意》及《寿域方》，两证治即屈草之主疗也。缘《纲
目》误合于"蠡实"，而屈草遂存空名，岂知蠡实与马帚
自异。近程瑶田已辨《纲目》之误矣，不如《广雅》之确
也。又案：《说文·草部》"䕡"下云刷也，《广雅》亦云
䕡谓之刷，䕡字从屈，而谓之刷，正马帚称屈之一证。《正
字通》已以䕡为茾。

巴　豆

味辛，温。主伤寒，温疟寒热。破癥瘕结聚坚积，留
饮痰澼，大腹水胀。荡练五脏六腑，开通闭塞，利水谷
道。去恶肉，除鬼毒蛊疰邪物，杀虫鱼。一名巴椒椒，当作
"菽"。"菽"即"未"字，或作"椒"，即"菽"字。古艹、木偏
旁通。

案："伤寒温疟寒热"表也，"破癥瘕"以下十五，字
半里也，"荡练"以下廿七字里也。"结聚"以下八字，申
"癥瘕"。练当为涑，犹淅也、汏①也。

蜀　椒

味辛，咸温。主邪气欬逆，温中，逐骨节皮肤中寒，
去原本无"中寒去"三字，今从《千金》补死肌②，寒湿痹痛，

---

① 汏（dà 大）：《尔雅》"汏，坠也，汏之则沙砾去矣"。
② 逐骨节皮肤中寒去死肌：此10字《大观》卷十四、《证类》卷十
四、卢本、顾本无"中寒去"3字。

下气。久服之头不白，轻身增年。

案："邪气"以下六字，里也；"逐骨节"以下十四字，表也；"下气"，半表里也。

皂 荚

味辛咸①顾本"辛"作"咸"，温。主风痹死肌，邪气，风头泪出②。利九窍，杀精物③。

案："风痹"表也，"死肌"以下八字半表里也，"利九窍，杀精物"里也。"死肌"二字，申"风痹"，"风头泪出"四字，申"邪气"。

柳 华

味苦，寒。主风水，黄疸，面热黑。一名柳絮。叶，主马疥痂疮。实，主溃痈，逐脓血。子汁，疗渴④。

案："风水，黄疸，面热黑"皆半表里之症。"黄疸"以下五字，申"风水"。《纲目》自叶以下皆云《别录》。疑《本经》"柳华"兼"子"言之，《别录》始分别之耳。陶注自佳。

---

① 咸：原脱，据《大观》卷十四、《证类》卷十四、顾本补。
② 出：此下森立之本有"下水"二字。
③ 杀精物：森立之本作"杀鬼精物"。
④ 子汁疗渴：《证类》卷十四为《别录》文。莫氏从《大观》卷十四、卢本、顾本、森立之本作《本经》文。顾本据"依明万历本"补。

楝　实

味苦，寒。主温疾伤寒，大热烦狂。杀三虫，疥疡，利小便水道。

案："楝"之言"涷"，《周礼》①"慌氏，涷用楝灰"，是有淘汰意，故此药主治取淘汰邪恶气。"温疾"以下八字，皆半表里之症。"温疾伤寒"谓温疾又伤于寒也。甄云中大热，是引申《经》意。

郁李仁

味酸，平。主大腹水肿，面目四肢浮肿，利小便水道。

根，主齿龈肿，龋齿。坚齿。一名爵李《广雅》："山李，爵梅，爵李，郁也。"《豳风》传："郁，棣属。""郁"即此"棣"。今海棠果，或以"郁"即"棣"，非也。

案：《纲目》以"薁李""郁李"二名入"郁李"，是《豳风》"六月食郁及薁②"，不可通矣。《毛传》"郁，棣属"，"薁，蘡薁"，《正义》谓"二物皆是棣类而相似"，

---

① 周礼：即《周礼·慌氏》："慌氏，涷丝以涗水，沤其丝七日，昼暴诸日，夜宿诸井，七日七夜，是谓水涷。"

② 食郁及薁：见《豳风·七月》"六月食郁及薁，七月享葵及菽"。

引《晋阁铭》①　"车下李，薁李"为证，车下李，郁也。薁李，蘡薁也，蘡薁即今葛仙米。"郁"乃"郁李"。《纲目》盖沿陆《疏》之误。此药与泽漆相似，功专治水。《别录》有"郁梅"在"有名未用"中，即此郁李。

莽　草

味辛，温。主风头，痈肿乳痈<small>顾本"乳痈"作"乳肿"</small>，疝瘕。除结气，疥瘙。杀虫鱼。

案：《尔雅》："葞②，春草。"葞、莽，一声之转。莽一作罔③。或曰即今醉鱼草，名雷根藤，广货店中卖。

雷　丸

味苦，寒。主杀三虫，逐毒气，胃中热，利丈夫，不利女子。作摩膏，除小儿百病。

案："胃中热"三字，申"毒气"。凡虫病热毒，小儿居多。

---

① 晋阁铭：即《毛诗正义》卷八引《晋宫阁铭》"华林园中有车下李，三百一十四株，薁李一株。车下李，即郁。薁李，即郁李。二者相类而同时熟，故言郁薁也"。

② 葞（mǐ）：音米。

③ 罔（wǎng）：音网。

梓白皮

味苦，寒。主热毒①卢本无"毒"字，去三虫。

叶，捣敷猪疮。饲猪，肥大三倍②从顾本补。

案：凡温病又伤于寒，变哕③者用此。见《外台》。

桐　叶

味苦，寒。主恶蚀疮着阴。

皮，主五痔，杀三虫。

花，主敷猪疮，饲猪肥大三倍。

案：桐，梓之属，皆宜于外症。

石　南

味辛④，平⑤。主养肾气，内伤阴衰，利筋骨皮毛。

实，杀蛊毒，破积聚⑥，逐风痹。一名鬼目。

案：此补药，言"养肾气"，内伤所致之阴衰也。阴

---

① 热毒：《大观》卷十四、《证类》卷十四、顾本、森立之本无"毒"字。

② 叶……肥大三倍：此11字，《大观》卷十四、《证类》卷十四作《本经》文。

③ 哕（yuē约）：同"哕"。

④ 辛：《大观》卷十四、《证类》卷十四作"辛苦"。

⑤ 平：《大观》卷十四、《证类》卷十四为《别录》文。莫氏从卢本、森立之本。

⑥ 聚：原脱，据《大观》卷十四、《证类》卷十四、卢本、顾本、森立之本补。

衰谓玉茎弱不耐久也。能强肾气，故妇人食之切切思男。石言其坚，"南"与"男"通。有友人服此数年，六十外生子。

黄　环

味苦，平。主蛊毒，鬼疰，鬼魅，邪气在脏^①中。除欬逆寒热。一名凌泉，一名大就。

案：在脏中，谓四病之在里者。

溲　疏

味辛，寒。主身皮肤中热。除邪气，止遗溺《纲目》"溺"下有"利水道"三字，可作浴汤《纲目》以四字为《别录》文。

案：《别录》一名巨骨，即枸杞之多刺者。《吴普》以为即牡荆。荆、杞同类。又案：以其疏通小溲，故名。

鼠　李

味苦，微寒^②。主寒热瘰疬疮。

案：《别录》谓之牛李，钱乙以治痘疮者。痘亦瘰疬之类，故可通。《逢原》云今造纸马铺，取汁刷印绿色，

---

① 脏：此下原衍"气"字，据《大观》卷十四、《证类》卷十四、顾本、卢本、森立之本删。
② 味苦微寒：《证类》卷十四引《唐本注》"其皮，味苦微寒"。莫氏从卢本。

故又名绿李。案：此说《纲目》大同。

松　萝

味苦，平。主瞋怒邪气，止虚汗，头风，女子阴寒"寒"当为"塞"肿痛。一名女萝。

案：此药即《尔雅》"唐蒙①，女萝也"。唐蒙，犹云大茗，如蒙山称岷山之例。

药实根

味辛，温。主邪气，诸痹原本无"痹"字，今从顾本补疼酸，续绝伤，补骨髓。一名连木。

案：《肘后方》云"婆罗门名那疏树子，中国人名药子。去皮，取中仁，细研服，治诸病也"。《唐本草》云"此药子也，当今盛用胡名那疏"。

附：药实根说

药实根云者，谓药子之实及根也。药子有二种，黄药子即红药子、苦药子皆无实，而白药子有实。《经》称药实，自是白药子也。古方用黄药子者但云黄药子。其用白药子者，或云白药子此"子"字指"实"言，或云白药根，是白药子实、根并用。与《经》文实、根并举义合。《经》于他药互别之，曰实主某病，根主某病，独此合之者，以

---

① 蒙（méng 蒙）：同"蒙"。

实根主治之同故也。黄药、苦药皆味苦寒平，独白药子《唐本草》称其味辛温，与此《经》合，此正药实根为白药子之证。《唐本草》泛指为药子，与《图经本草》专指为黄药子，皆误其主治。则《唐本草》云破血，止泄，消肿，除蛊注蛇毒，而于白药子云主金疮，生肌。《药性本草》云白药子主喉塞不通，咽中肿痛，与此《经》"主邪气，诸痹疼酸，续绝伤，补骨髓"大同。而《经》语较为赅备，则药实根之为白药子奚疑？又二药子性用亦近。《唐本草》于苦药子云解蛊毒，止烦热，辟瘴疠，利闭及痰毒。宋《开宝本草》于黄药子云主诸恶肿疮瘘，喉痹，蛇犬咬毒。合诸家说参之，知《本经》以白药子为主，而黄、苦二药足以赅之矣。《纲目》乃以苦药子为正，而退药实根于附录中，于例倒置。

蔓 椒

味苦，平①顾本作"温"。主风寒湿痹，历节痛，除四肢厥气，膝痛《纲目》此处有"煎汤蒸浴取汗"六字。一名豕椒顾本"豕"为"家"。

案：蔓椒即榝，茱萸属。盖木本之蓼子，即胡椒。曼、胡同义，古者以为双声字。《庄子·说剑》"曼，胡之缨"。司马注："谓粗缨无文理也。"案：亦作萧胡。《周

---

① 苦平：《大观》卷十四作"辛温"，《证类》卷十四、顾本、森立之本作"苦温"。莫氏从卢本。

礼·鳖人》① 司农注："互物谓有甲萧胡"。盖无缝际之称，或云萧胡，或云曼胡。今胡椒之圆平无文理，正合此义，故《唐本草》有胡椒而无此。

栾　华

味苦，寒。主目痛泪出，伤眦，消目肿。

案：《说文》栾木似欄，"欄"乃"楝"字。栾、楝一类。

淮 "淮"当为"准" 木

味苦，平。主久欬上气，伤中，虚赢，女子阴蚀，漏下赤白沃。一名百岁城中木。

案：筑城时，植木为准，故称准木，以杉为之。《尔雅》注："粘似松，作柱，埋之不腐"是也。

大豆黄卷

味甘，平。主湿痹，筋挛膝痛。赤小豆，甘酸，平，下水肿，排痈肿脓血以上十四字从《纲目》补。

案：《纲目》引《本经》"大豆生研，涂痈肿；煮汁饮，杀鬼毒，止痛"。顾本亦有《纲目》又引，云赤小豆，甘酸，平，下水肿，排痈肿脓血。且与黄卷同云出中品，

---

① 周礼鳖人：《周礼·鳖人》："鳖人掌取互物，以时籍鱼鳖龟蜃。"郑司农注："互物谓有甲之萧胡龟鳖之属。"

云从大豆黄卷分出，与此殊。案：所引赤小豆，亦谓其黄卷，非谓豆也。其余大豆主治是《别录》文，盖《本经》意在黄卷，不在豆也。

附：大豆黄卷说

陶、苏皆云：大豆为蘖芽，生便干之，名曰黄卷。泉案：黄、卷当是二物，大小豆皆可作之，故《本经》大小豆同条，其小豆亦指黄卷言也。何以言之？《食疗本草》造豆黄法：用黑大豆一斗，蒸熟铺席上，以蒿覆之，如𩟽①酱法，待上黄，取出晒干，捣末收用。据此知，豆黄以熟豆罨黄，与豆卷以生豆发芽者，截然不同，安得指为一物？《本经》特以其主治相同，故合二者为一，非竟谓一物也。如陶、苏说，"黄"字为衍文矣从豦②者，屈曲之谓像芽出形，非像黄色。且《千金》治脾弱不食方，《外台》治打击青肿方，皆有用大豆黄者。而豆卷则《普济方》称豆芽，《宣明方》称豆蘖，其称名亦不同也。孟说载"造豉法"云以大豆为黄蒸，每一斗加盐四升，椒四两。春三日、夏二日即成豉。可见黄蒸之名亦由豆黄来，后人以麦粉依法作之者，亦曰黄蒸，一名女曲者，取此《纲目》载造淡豉、盐豉法，皆以豆黄为本，其水拌入瓮，浸晒七次，再蒸而成者，曰淡豉。其水淘漉干，配入盐椒等物入

---

① 𩟽（yǎn 掩）：覆盖东西，使其变性。

② 豦（juàn 眷）：《说文》："豦，抟饭也，读若书卷。"

甕，浸晒一日而成者，曰盐豉，要皆豆黄之引申法。然则《本经》豆黄功用岂可没哉！《金匮》赤豆当归散方，赤小豆水浸，令芽出，此即小豆卷也，若小豆黄。虽《本经》未见，然《千金》治金疮烦满方以赤小豆苦酒浸一日，蒸曝再浸满三日，令黑色。此虽与豆黄微有不同，要亦豆黄之变法。《肘后》治下部卒痛方，以赤小豆蒸熟坐之。此则不待黄，生即用之。由二者推之，则小豆之有"黄"也必矣。虽未经古方用之，而《本经》黄卷二字之包大小豆言，其义自明。

腐 婢

味辛，温①顾本作"平"。主痎②一本作"痎"，《纲目》作"痎"，即"痎"之误疟寒热，邪气，泄痢，阴不起《纲目》"起"下有"止消渴"三字，病酒头痛。

案：此即赤小豆花。

瓜 蒂

味苦，寒。主大水，身面四肢浮肿。下水，杀蛊毒。欬逆上气，及食诸果，病在胸腹中，皆吐下之。

案："身面"以下六字，申"大水"。"欬逆上气"以

---

① 温：《大观》卷二十六、《证类》卷二十六、森立之本并作"平"。
② 欬：《大观》卷二十六、《证类》卷二十六、卢本、顾本、森立之本作"痎"。

水因言，此"吐下之"，"下"亦以"吐"言。与前瓜子同为香瓜。

苦 瓠

味苦，寒。主大水，四肢面目浮肿。下水，令人吐。

案：即今束腰葫芦，有甘苦两种，故以苦别之。"面目"以下六字，申"大水"。

六畜毛蹄甲

味咸，平。主鬼疰蛊毒，寒热惊痫，癫痓狂走。骆驼毛又良。

案："又"当为"尤"。《说文》①"尤作尣，从乙又声"。脱去"乙"，即误为"又"。

燕 屎

味辛，平。主蛊毒鬼疰。逐不祥邪气，破五癃，利小便。

案：《纲目》以此为《别录》，而于中品为鹰屎白，云微寒有毒，主伤挞，灭痕。

---

① 说文：《说文》（段注本）作"尤，异也。从乙又声"。疑莫氏所据《说文》本与此有异。

天鼠屎

味辛，寒。主面痈肿，皮肤洗洗时痛，腹中血气。破寒热积聚，除惊悸。一名鼠法从《纲目》补，一名石肝同上。

案："面痈"以下九字，表也；"腹中血气"四字，里也；"破寒"以下八字，半表里也。

"天"当为"尖"，即牡鼠矢也，一名两头尖者，诸家以为伏翼矢，则当并入下条中，不当异名另出，恐非然。李当之已如此。

牡鼠矢，煮服治伤寒劳复，阴阳腹痛。研末服治乳痈。烧灰敷疔肿打伤，皆与此相应，当是也。

鼺　鼠

主堕胎，令产易①。

案：此《纲目》以为飞生虫，入药惟用皮毛。

伏　翼

味咸，平。主目瞑痒痛②二字从《纲目》补。明目，夜视有精光。久服令人喜乐，媚好无忧。一名蝙蝠。

案："伏翼"下疑脱"矢"字，即指夜明砂也。

---

① 令产易：森立之本作"生乳易"。
② 痒痛：《大观》卷十九、《证类》卷十九为《别录》文。莫氏从《纲目》为《本经》文。

《别录》始用其身，故其云疗五淋，利水道，与此大异。

附：天鼠屎伏翼说

自李当之谓天鼠即伏翼，而后人遂以夜明砂当其屎。然陶云方家不用，俗无识者，则知唐以前固不以李说为定论也，何苏恭复扬其波哉？今案：《纲目》"夜明砂"下列治目盲、目障、雀目等方，而"蝙蝠"下绝不及目疾，正与《本经》相反。窃谓"天"当为"尖"，尖鼠矢即牡鼠屎，牝鼠屎惟一头尖，独牡者两头皆尖，故特以尖字别之。两头尖治食滞。食滞能令面皯，的与《别录》天鼠屎治面皯义合。《本经》"伏翼"下当有"屎"字，伏翼屎即夜明砂。《本经》主治正与《纲目》"天鼠屎"下附方义合。其用伏翼身者，当是《别录》文。写者据误本《本经》既脱"屎"字，因误合于《别录》为一条耳。其一名蝙蝠，亦当是《别录》文误入《本经》也。《本经》"天鼠屎"下有"鼠法"云云，而单称鼠，决非伏翼矣。考陶隐居《本草》朱书为《神农本经》，墨书为《名医别录》。《开宝重定》易朱为白，《大观》本遵之。明刻《大观》本因之，诸家本存者，此为最古。然易朱为白时，《本经》《别录》未必无互误者，甚矣。合不如分也，李时珍有鉴于此，将诸家言各自列开注明，但于《本经》《别录》则已仍讹袭谬矣。设陶氏当日早如此作，何至于混！著述家之用心，诚不可不匜哉。

虾 蟆

味辛，寒。主邪气，破癥坚血，痈肿阴疮。服之不患热病。

案："血"当为"止"，谓销也。此药非能决溃，不得连破字读，或曰"血"下或有"热"字。《药性》疗痈肿及热结肿，本此亦通。《别录》陶注并以虾蟆即詹诸，后人自取扰耳。"虾"犹"瑕"也，正形其癞蟇言，在莽[①]中之虫，正指其居。

马 刀

味辛，微寒。主妇人_{原本无二字，今从《纲目》补}漏下赤白，寒热，破石淋，杀禽兽贼鼠。

案：治与蛎同，意破石淋，亦牡蛎软坚之意。

郑注《周礼》"貍物为蜃刀含浆之属"。案：《尔雅》"鲕，蜃刀"，"蚌，含浆"。蜃，蔑声。蔑，有小意。蜃刀当即《本草》之淡菜，言如小刀也。蚌即《本草》之马刀。凡物大者皆称马，马刀言大刀也。郭注"鲕蜃刀"为"刀鲚"[②]，与郑异。《说文》无鲕、蜃二字，蜃当为列。"列"古"裂"字。刀所以列物，故名。《本草》淡菜名海蜌，亦治崩中带下，与马刀大同。马刀一名蟶蚌，相切

---

① 莽（mǎng 莽）：众草，草丛。
② 刀鲚：《尔雅》郭注作"鮤鱼"。

为"蚌"字。一曰蠯蛯①，而《尔雅》蠯陛、蚌含浆连列，则皆为马刀。谓蠯一名蛯，一名蚌，一名含浆也。蠯与蟙同，如䶂，或为濱之例。蛯与玭同，从比。蚌与珤同，从丰珤义当同，即珤字。《尔雅》此文当是分释《诗》"瞻彼洛矣""珤珌②"二字。

附：马刀说

《本草经》于牡蛎一名厉蛤。海蛤即瓦楞子，文蛤即蛤蜊，外列马刀，言蛤类有四也。蛤者合也，以两片相合得名。蛎者粝也，以壳上粗粝得名，举一蛎蛤，而蠯与石决明在其中；海者晦也，以壳色晦暗得名，举一海蛤而车渠，海扇在其中；文者理也，以壳上细理得名，举一文蛤而白蛤，紫蛤在其中；马者大也，马刀以形如大刀得名，以其大于诸蛤，故一称马蛤，以其同为蛤属，故一称齐蛤，本草家以《尔雅》"蠯蛯"为其名，而经生家谓"蠯"即"蚌蜯"之古字，"蜯"即"蚌"字，是马刀即蚌也，举一马刀而蚌类在其中。湖俗以东海夫人当之，未免挂漏。再以形状别之，蛎蛤椭圆，海蛤半圆，文蛤正圆，马刀则不圆而带方。蛤属虽多，尽此四者矣。编本草者以此为纲，而以诸家所释诸蛤，各以形隶，方使读者了

---

① 蠯（pí 皮）蛯：《尔雅》作"蛯蠯"，郭注"今江东呼蚌长而狭者为蠯"。

② 瞻彼洛矣珤珌：语出《毛诗·瞻彼洛矣》卷十四："瞻彼洛矣，维水泱泱。君子至止，珤珌有玦。"

然，不当并为建骨。若《本经》未备然也，欲穷《本经》，必明于经文类举之意乃得之。《说文》"蛤"篆注列"牡厉，海蛤许以海蛤为文蛤，魁蛤三种，而其下即次"蠃"篆"蠃"即"蠡"字与《本经》列同此，可见汉人之学之博且精矣。

蟹

味咸，寒。主胸中邪气，热结痛，喝僻面肿。败漆烧之致鼠。

蛇蜕

味咸，平。主小儿百二十种惊痫，瘛疭，癫疾，寒热，肠痔，蛊毒，蛇痫，弄舌摇头四字从《纲目》补。火熬之良。一名龙子衣，一名龙付古"蚹"字省"弓"，顾本作"蛇符"，一名弓衣顾本"衣"作"皮"，一名龙子单衣蛇称龙子，故蜥蜴称石龙子。

案：《纲目》"癫疾"二字在"瘛疭"上有"弄舌摇头"四字，疑"蛇痫"之注，今补"弄舌摇头"四字于"蛇痫"下。其蛇，陶注云多是赤练、黄颔。

猬皮

味苦，平。主五痔，阴蚀，下血赤白五色，血汁不止，阴肿痛①引腰背。酒煮杀之。

案：“下血”以下十六字，申“阴蚀”。

蠮螉

味辛，平。主久聋，欬逆，毒气，出刺，出汗。

案：《归安县志》“蠮螉，即铁胡蜂”，郭注《尔雅》谓即果蠃，《方言》以为小蜂。

蜣螂

味咸，寒。主小儿惊痫瘈疭，腹胀寒热，大人癫疾狂易。一名蛣蜣《尔雅》“蛣蜣，蜣蜋”，《集韵》《类篇》“蜣”字不重，据此知《尔雅》本作“蛣蜋，蜣蜋”，但顾本作“蛣蜣”。火熬之良从顾本补。

案：此诸家皆以为推车虫，湖俗谓之铁甲将军，若蜉蝣、天社、天牛、飞生虫皆其属。

蛞蝓

味咸，寒。主贼风喎僻，跌筋及脱肛，惊痫挛缩。一名陵蠡。

案：“喎僻”以下十一字，申“贼风”。

依此别名推之，即今鬼螺丝，古谓螺为蠡，谓陆为

---

① 阴肿痛：原作“阴肿”，据《大观》卷二十一、《证类》卷二十一、卢本、顾本补。

陵，陵蠡所以别于水田之螺也。《纲目》之缘桑牛，乃蜒蚰也。

《经》三言跌筋，女萎、营实及此也，皆当为胅筋，胅即凸字，《纲目》于此条跌作轶，轶与胅同意，顾本亦作轶。《本经》蛞蝓一名陵蠡，与《尔雅》"附蠃，螔①蝓"合，许作《说文》，郑注《周礼》《玉篇》《蜀本草》并谓蛞蝓、蜗牛非二物。陶隐居《别录》始疑之，而仍浑之。至寇宗奭以下，乃截然分为二物，非《本经》意也。《别录》"蜗牛"主治既与《本经》"蛞蝓"同，则自汉以来明为一物，特以古今异名。故《别录》以蜗牛标目，观其于《本经》"蛞蝓"下，无《别录》语可见矣。蜗即蠵字，蠵谓螺，凡蠃之旋皆螺，故谓蠃为蜗。《别录》之附蜗，即《尔雅》之附蠃，《本经》之蠡即蠃，故《药性论》谓蜗牛为蠡牛。然则蜗、蠃一也，合之则曰蜗蠃，故《说文》于"螺""蠃"二篆连次，既取土蜂为正解，又取"虒②蝓"为备解，明螺蠃即蜗蠃也。许书"虒"字不从虫，"蝓"字亦当本作"俞"，浅人见误本《说文》注作蝓，因于"螺""蜂"二篆间增"蜗"字，复于"蠊""蝓"二篆间增"蝓"字，不复顾其失次矣，显然有迹可寻也。蛞蝓自是蜗牛，与蜒蚰无涉。近世用蜒蚰而冒蜗牛之名者，本草家当有以分别之。

---

① 螔（yí 移）：古称螔蝓，即蜗牛。
② 虒（sī 思）：古代一种似虎有角的兽。

白颈蚯蚓

味咸，寒。主蛇瘕，去三虫，伏尸，鬼疰蛊毒，杀长虫卢本此下有"仍自化为水"五字。

案①："化为水"当是《别录》文，下属为句，朱墨书混之耳。"仍自"当是"明目"之误，《圣惠方》治风赤眼痛有以此为单方者，当即本此。缘草书"明"字似"仍"，又将末一点移连"目"字遂致误，今从《纲目》删。

蛴螬

味咸，微温。主恶血血瘀，痹气，破折血在胁下坚满痛，月闭，目中淫肤，青翳白膜。一名蟦②蛴。

案：即今湖俗之地蚕虫。

石蚕

味咸，寒。主五癃，破石淋，堕胎。其一本无"其"字肉解结气，利水道，除热。一名沙虱。

案：《本经》列此于虫类。既言石蚕性用，复言其肉性用，则当为生者无疑，故陶不从李当之说。今冬虫夏草之虫，正生者也。凡言"利水道"者，非仅指小便也，一

---

① 案：原脱，据本书体例文义补。

② 蟦（fèi沸）：蛴螬，金龟子的幼虫。

切痰水所阻皆是。故经文或既云治"五癃"通小便，而又云"利水道"，毋作复语看。《别录》谓之石蠹虫，非此物。《吴普》"虱"作"蜯①"。

雀瓮

味甘，平。主小儿惊痫，寒热结气，蛊毒，鬼疰。一名躁舍。

案："躁"当为"噪"，谓雀噪而集之也。今湖俗呼为刺蚝窠。

樗鸡

味苦，平。主心腹邪气，阴痿，益精强志，生子，好色原本"好"下衍"颜"字，今从顾本删，补中轻身。

案：此今呼为红娘子，非纺积娘②也。纺积娘生莎草间名莎鸡，红娘子生樗树上故名樗鸡。

斑猫

味辛，寒。主寒热鬼疰，蛊毒，鼠瘘，恶疮疽蚀，死肌，破石癃。一名龙尾《说文》作"螌蝥"乃正字。《纲目》"龙尾"作"龙蚝"。

---

① 蜯（bàng 棒）：同"蚌"。
② 纺积娘：又称纺织娘。

案：“鬼痊”以下诸症统煎剂、敷药①言之。

蝼 蛄

味咸，寒。主产难，出肉中刺，溃痈肿，下哽噎，解毒，除恶疮。一名蟪蛄，一名天蝼，一名蟞②。夜出者良。

案：即今蝼狗。“狗”即“蛄”之声转。“解毒”，解壅塞之毒。

又案：别名蟪蛄，“蟪”字疑“蟉”③之误。《孟子》蚋姑，《释文》云本一作蟉。

蜈 蚣

味辛，温。主鬼痊蛊毒，啖④诸蛇虫鱼毒，杀鬼物老精温疫一本作“疟”，去三虫。

案：“啖诸蛇虫鱼毒”，当谓人啖诸蛇虫鱼为馈馔者之毒。“温疫”亦有鬼，故统曰杀。

马 陆

味辛，温。主腹中大坚癥，破积聚，息肉，恶疮，白秃。一名百足今俗“百脚”之称始此。

---

① 煎剂敷药：指此药不可生用，见《纲目》卷四十引《大明》“入药须去翅、足，糯米炒熟，不可生用，即吐泻人”。

② 蟞（hú）：音胡。

③ 蟉（liú）：音留。

④ 啖（dàn 但）：同“啖”。

案：此即今革埽①也，古名蚰蜒，一名入耳，一名蚣②。而《尔雅疏》及《集韵》"蚰"或作"蝍"③，二字古皆与"陆"通。马陆为蚰为蝍，犹商陆之为苗为蓫也，《周礼》"赤友氏"谓之肌蛷，《广雅》《玉篇》谓之蛷螋，《通俗文》谓之蚑蛷，《博物志》谓之蠼螋。近或转蠼为攫，而以攫、攫字通_{见朱氏《通训定声》}，推之则转作蠼螋者，亦可读如攫嫂。故近朱骏声说苏俗谓之革蚤。革蚤即湖俗革埽之转音也，与攫、嫂音近矣。所以谓之蠼螋者，《说文》"朡"下云齐谓臞朡也。《尔雅·释言》"朡，瘠也"。然则此虫取象于臞朡，臞朡犹癯瘦，与蠼、螋同音，《说文》"蛷"作"蟗"，云多足虫也，与《本经》"百足"之名合。体瘦而多足，非今革埽而何？其尤大者曰山蚰，本草别出之，非。

地 胆

味辛，寒。主鬼疰，寒热鼠瘘，恶疮，死肌，破癥坚_{顾本坚字作"痕"}，堕胎。一名蚖青。

案：此今药肆呼为青娘子，盖误以"蚖青"为"芫青"也。陶注以为飞蚁近之。

---

① 埽（sǎo 扫）：同"扫"。

② 蚣（gǒng）：音拱。

③ 蝍（zhú）：音烛。

附：地胆说

陶注真地胆如大马蚁，有翼伪者是斑猫所化，形如大豆。苏恭而下不解其旨，谓即斑猫之四变者。但斑猫五变，五异其名，《经》何独举斑猫、地胆，而遗亭长、芫青、留行三者乎？地胆之别于斑猫明矣！且云地胆一名蚖青，蚖青果即芫青，何以合"地胆"而一之乎？陶之苦心分别，非恭所及知耳。案：《尔雅》"蠟①，飞蚁，其子蚳②"，而记③《内则》④ 及《周礼》有"蚳醢⑤，则飞蚁之子，即可为酱"。刘恂《岭表录异》云：交广溪峒间，酋长多取蚁卵淘净为酱。云味似肉酱，非尊贵人不可得也。案：此正蚳醢之遗也。《纲目》"蚁"下云蚁卵名蚳，山人掘之有至斗石者，古人食之。故《内则》《周礼》馈食之豆有蚳醢。今惟南夷食之。李氏正据刘说，而云至斗石之多，则其卵必团聚一处，于地胆之称允协。又陈氏《拾遗》有青蟉⑥虫，大如中蚁，赤色，腰中青色，黑如狗猲⑦，一尾而尖，有短翅能飞，有大毒，着人皮肤肿起，剥人面皮，除印字至骨者，亦尽食恶疮息肉，杀癣虫。陈

---

① 蠟（wèi）：音未。

② 蚳（zhǐ）：音止。

③ 记：疑作"注"字。以下文义为郭注内容。

④ 内则：是《周礼》篇章名，主要记载男女居室事父母、舅姑之法，即家庭主要遵循的礼则。

⑤ 醢（hǎi海）：用肉、鱼等制成的酱。

⑥ 蟉（yāo）：音邀。

⑦ 猲（xiē）：音些。

氏所言性用，与《经》文地胆主治同，当即陶所指之同类者。《别录》地胆一名青蠵[1]，《广雅》同，而《太平御览》录《吴普本草》地胆一名青蛙蠵，即"蚨"之声，借字。"蛙"与"蚨"同物，别名蚖青，即"青蛙"之误倒。

萤 火

味辛，微温。主明目，小儿火疮，伤热气，蛊毒鬼疰，通神精。一名夜光。

案：自"小儿"以下，《纲目》以为《别录》文。"伤"字疑衍，或有脱文。

衣 鱼

味咸，温[2]。主妇人疝瘕，小便不利，小儿中风项强，背起，摩之。一名白鱼。

案：即今湖俗之蠹鱼，《说文》"蟫[3]，白鱼"即此。风湿所化生，故治风湿诸疾。"背起"，即钱乙所谓龟背也。

---

① 蠵（xī）：音溪。
② 温：《大观》卷二十二，《证类》卷二十二作"温，无毒"。莫氏从卢本。
③ 蟫（yín）：音银。

鼠 妇

味酸，温。主气癃不得小便，妇人月闭血瘕，痫痓，寒热，利水道《纲目》"道"下有"堕胎"二字。一名负蟠"负"字衍，一名蚜蛾①。

案："痫痓寒热"四字，申"血瘕"。

水 蛭

味咸，平。主逐恶血瘀血，月闭，破血瘕，积聚，无子，利水道。

案："积聚"申"血瘕"。前条"月闭血瘕"，因月闭而生瘀血成瘕，此条"恶瘀月闭"，则先有恶瘀，而致月闭。《尔雅》"蛭蝚，至掌"。郭注"未详"。《别录》云水蛭一名至掌。

木 虻

味苦，平。主目赤肿，眦伤泣出，瘀血血闭，寒热酸惭，无子。一名魂常。

案：木虻即蠛蠓②，今呼莽相子，近皆沿《唐本草》之误。

---

① 蚜蛾（yīwēi）：音依偎。
② 蠛蠓（mièměng）：音灭猛。

蜚虻

味苦，微寒。主逐瘀血。破下血积，坚痞癥瘕寒热。通利血脉及九窍。

案："破下"以下十字为一句，"坚痞"以下六字，申"血积"。

附：木虻蜚虻说

《说文》"虻"次"蟁"①下，皆云啮人飞虫，与《淮南子》"蟁虻不食驹犊"，《说苑》"蟁虻走牛羊"同一对举意。《玉篇》亦云"蝱蟁，虻也"。则虻虫当于蟁类中求之乃的。古者于蒙冥之称，皆云蔑蒙，于病目盲曰蔑曚。则虻虫，乃蠛蠓也。《尔雅·释虫》无虻，有云"蠓，蠛蠓"。孙炎曰此虫小于蚊，郭《图讚》曰"小虫如蛹，风春雨硙②"。谓其飞上下如春则天风，回旋如礳③则天雨_从段注《说文》引。案：此即今花脚蚊也。段成式④云"南方溪涧中多水蛆，长寸余，色黑。夏末变为虻虫，螫人甚毒"，此说得之。所谓水蛆即蜎⑤，即今吊吊虫，湖俗犹有吊吊虫变花脚蚊之语。木虻与蠛蠓，皆双声字，则木虻乃

---

① 蟁（wén 文）：古同"蚊"字。

② 硙（wèi 为）：石磨。

③ 礳（mó 模）：同"磨"，石磨。《说文》"石硙也"，注："礳，今字省作磨。"

④ 段成式：字柯古，唐代临淄人，文学家，著《酉阳杂俎》二十卷。

⑤ 蜎（yuān）：音冤。

蠹类也。"蠓"亦作"瞀"。《庄子》瞀芮生乎腐蠸①。近朱骏声说瞀芮即蠹蚋也，蠹、瞀亦一声之转也。若蜚虻，则虻类之粗大者。古"非"声字，如痱、腓等字，皆有粗大之意。蜚虻当如陶苏旧说，吾郡乡人谓蜚虻为王虻，言虻中之大者，故以王称。雀瓮变此，谚曰：蛓②蚝窠里无好虫，盖恶蜚虻之啮人猛也。凡牛虻，狗蜱皆是，不必定属一类。《说文》于蚤、虱，但言啮人虫，而独于"虻"云啮人飞虫，知虻固未有不飞者，不得以蜚、飞通用异之。然则《本经》别"蜚"于"木虻"者，盖谓蠹类而粗大，不必赘言可知已。

蜚 廉

味咸，寒。主瘀血原作"血瘀"误，妇人各本脱"妇人"二字，今从《吴普》引《神农》说补正癥坚寒热，破积聚，咽喉痹顾本"咽喉痹"三字作"咽喉闭"，内寒无子。

案：《广雅》谓之飞蠊，蠊即蠦字，盖与蠤同类，而《说文》"蠊③，螊也"。"内寒"当为"内塞"，谓阴内闭。

附：蜚蠊说

《本经》草有飞廉虫，有蜚蠊，皆取廉为名。《释名》

---

① 蠸（quán 全）：一种瓜类的害虫，成虫吃瓜叶，幼虫咬细根。又名黄守瓜、瓜萤。
② 蛓（cì 刺）：一种毛虫，刺蛾科黄刺蛾的幼虫。俗称"洋辣子"。
③ 蠊：原作"蠤"，据《说文》改。

"廉，敛也，自检敛也"。飞廉有荚，荚为软壳包裹之称，于"敛"意合。推之蜚蠊当为软壳之虫，且《本经》蜚虻、蜚蠊皆称蜚。蜚虻之"蜚"从"虻"训，则蜚蠊之不得舍蠊论蜚也明矣。《别录》似蚕蛾及陶注似䗪虫之说最合。蜚蠊二字名义自苏恭始云。蜚蠊，一名卢蜰[①]，一名负盘，岂知蜚与蜚蠊实非一物。《玉篇》"蠊，飞蠊也"。字且作"飞"，奈何牵合于卢蜰？又《广韵》"蜚"下云"蜚，卢虫也，一名蜰"，"蜰"下云"负盘，臭虫"。孙愐[②]读《尔雅》蜚卢为句与郭异，而"蠊"下云"蜚蠊，虫名"。《说文》作"螊，海虫也，长寸而白可食"，则唐时犹知有蜚与蜚蠊非一物者，但孙愐牵"蠊"于"螊"，与《别录》不合。《说文》"螊"下之训，涉于浑融[③]。《玉篇》以为小蚌说者，谓即《嘉祐本草》之蜮蜼[④]。然《广韵》："蜮似蛤，出海中"，不曰即螊。孙愐固不以螊为蜮蜼也。其解《说文》当别有本，安知不与《别录》合乎？或据一名负盘，谓负盘即负蠜[⑤]，遂疑蜚蠊为蚱蜢之类。然蚱蜢，蝗属。《春秋经》有螽、有蜚，而《说文》"螽，蝗也"，"蜚，臭虫，负蠜也"，绝不相类。且许君惟

---

① 蜰（féi）：音肥。

② 孙愐（miǎn 免）：唐代音韵学家，其编著的《唐韵》是当时影响最大的一部《切韵》增订本。

③ 浑融：浑合，融合。谓融会不显露，此处指浑沌不清。

④ 蜼（jìn 进）：《证类》卷二十二引陈藏器"一名生蜼，有毛似蛤，长扁"等记载。

⑤ 蠜（fán）：音凡。

以负蠜尚有草螽，故别之曰臭虫、负蠜，安得因此而牵合乎！

䗪 虫

味咸，寒。主心腹寒热洗洗，血积癥瘕，破坚，下血闭，生子大良 "大良" 二字，从顾本补。一名地鳖 今称灰鳖。

案：即今湖俗之灰蜱虫。"血积癥瘕" 四字申上义。

贝 子

味咸，平。主目瞖，鬼疰蛊毒，腹痛下血，五癃。利水道。烧用之良。

案：即今湖俗之鬼见愁，因鬼蛊致腹痛下血而成癃也。此五癃，谓血淋，亦古者浑举之一例。

校注后记

《神农本经校注》一书，是清代医家莫枚士晚年作品，成书于 1900 年。莫枚士（1836—1907），字文泉，号苕川迂叟。浙江归安（今湖州）人。各书对于莫氏生平事迹记载较为简略而且生卒年差异大，整理中我们参考了碑传、地方志、有关著作序跋及人物关系等方面记载，结合对其生卒年、学医经历、著作内容及学术思想进行了初步的探讨。

一、作者生平考

1. 生卒年考

（1）《湖州名人志》"莫文泉"条作"1834—1900"，其卒年与《历代名医碑传》有异。

（2）《历代名医碑传》"莫文泉"条，卒年作"清光绪三十三年卒（1907 年），年七十有一"，据此推算其生年是 1836 年，然与《湖州名人志》生年时间不符，但卒年可以肯定下来。

（3）《神农本经校注》自叙"今年八八精力难继"，落款为"光绪庚子孟冬苕川迂叟"记载，据莫氏 1900 年 64 岁，生年在 1836 年，与《历代名医碑传》相合。故考定莫文泉生卒年应为 1836—1907，享年 71 岁。

2. 学医经历

（1）据《研经言》自叙"咸丰之季（1851～1861）

避寇海上，时疫盛行，流民踵丧，惜无以救，始知医之急于人也，而学之既有年"。又据《神农本经校注》莫氏有关药物观点明显地取材或发挥于日人森立之《本草经考注》中的观点。19世纪中叶以丹波氏、森氏为代表的医学考据派多种经典传入我国并引起震动，如《素问考注》《伤寒论考注》《本草经考注》等书成书于此时。在我国清代咸丰季至民国前后，浙江湖州地区缫丝出口贸易占主流，是经济开发的著名商埠，而且日本文化名人多有来杭州一带交流，故莫氏可能见到并读过日人森立之多种医经著作。反映在这些条目中如扁青、菌桂、朴消、门冬、泽泻、甘草、熊脂等药物注释，二人有相互发明与相关性的痕迹。此说在吕公望《莫枚士先生事略》"苦医书难读，用《说文》六书诂之，校以宋元及日本精刊本"，得以印证。

（2）据《研经言》王宝书序"吴兴莫枚士，素治小学，以研经为事，善论述。粤匪之乱，习为医。既有年，乃从余游。聆其言，盖以治经者，治医经也……二年辞去"。明确记载了莫氏的师承关系，说明莫氏曾拜吴地名医王宝书门下习医二年，时间在咸丰末年。中医临证的实践，为他研究医学典籍确立了"治经致用"的治学目标。

3. 学术著作　莫氏的著作主要集中在同治九年（1870）中乡试举人后，二试不第而潜心医学著作。如《研经言》4卷著于1879年，《经方释例》3卷著于1884

年，《虚邪论》费函撰、莫文泉订，著于 1884 年，《神农本经校注》3 卷著于 1900 年。另外，《浙江通志·人物志》（民国十三年修本）记载尚有其所撰其他书目：《伤寒杂病论校注》26 卷（毁于战乱）；《证原》72 卷（原稿藏于家）；《脉经校注》4 卷；《本草纂要》3 卷；《历代古方说明》4 卷。

二、《神农本经校注》的学术特点

该书体现莫氏的学术特征主要有两方面：一是医学特征，一是文献学特征。

1. 学术成就 莫氏流传于世的著作主要是医学门类，现仅以《神农本经校注》为例。

（1）《释例》分析

这是莫氏对《本经》的体例释义。本草书籍的整理工作，自陶弘景《本草经集注》、孙思邈《千金要方》《千金翼方》，到李时珍《本草纲目》，本草研究无一例外地具备“陶弘景序例”、药物主治谱系之体例特点，它体现了古代药物学理论发展有序，也体现了人们对药物临证应用认识上的进步。如记载了常用药物单方、名方、验方等内容，从而丰富了后世方剂学研究的内容。由于历代本草修订传承有序，药物收录品种日益增多，使之综合性本草专著研究，逐渐形成博物学的范畴。

莫氏从应用角度概括自己对《本经》研究的心得，目曰“神农本经释例”。如取用药物标准是取用野生、疗效显著者。同时将主治疾病记述，约简为130种病名，并将所宜药物，按9类疾病归纳，如伤寒、中风伤寒、中风、温疟、伤寒温疟、风寒湿痹、邪气、伤中、温疾伤寒。虽然这种归纳、分类有欠系统准确，但是训诂专家能贴近医学临证需要，所作出的这种努力，还是具有积极现实意义的。

莫氏采用了本草整理的传统方法，在卷首以陶弘景之"序例"（顾本作"序录"）为开篇。

（2）正文案语分析

针对《本经》药物主治，莫氏以案语形式予以病因病机论述。

如卷上"卷柏"条，《本经》："五脏邪气，女子阴中寒热痛，癥瘕血闭，绝子。"案："因寒热致痛，因痛成闭，因闭无子，为女科专药。"

卷下"乌韭"条，《本经》："主浮热在皮肤往来寒热，利小肠膀胱气。"案："'皮肤往来寒热'六字，半表里也。'利小肠膀胱气'，里也。"

又"茵陈蒿"条，《本经》："主风湿寒热，邪气热结黄疸。"案："此治半表半里之药，故总主风湿寒热邪气，以四者之邪，在表则异，一到半表里间即无别，到里尤甚。风湿寒热，表也。邪气热结黄疸，半表半里也。"

这些案语从病因病位上诠释《本经》主治，便于后学者学习使用，体现了莫氏治医学于药物学方面的特点。

（3）案语附说，辨是非识物类

莫氏对 41 种药物进行专题论说，多有自己独到的见解，对我们认识《本经》药物具有辨是非、识物类的珍贵价值。

如卷中"大豆黄卷"条，历代记载黄豆、赤豆、豆芽等说解多枝蔓。故莫案："《本经》意在黄卷，不在豆也。"而《纲目》又引云"赤小豆甘酸平，下水肿，排痈肿脓血"，且与黄卷同云"出中品"，"从大豆黄卷分出"等。陶、苏疑"黄"为衍字。又"《金匮》赤豆当归散方，赤小豆水浸，令芽出，此即小豆卷也"。案语明确指出《本经》要义是指豆黄。

又同卷"药实根"条，莫案："药实根云者，谓药子之实及根也。药子有二种，黄药子即红药子、苦药子皆无实，而白药子有实，《经》称药实，自是白药子也。而《纲目》乃以苦药子为正，而退药实根于附录中，于例倒置。"案语指明药实根即白药子根，应作正词目，而《纲目》不能分辨物类，故主次颠倒。

2. 文献学成就　莫氏在"释例"中云"上古作《本草》不专为治病设也"，又有"本草学家不可不知考据之学"的呼吁。这种治《神农本经》研究的理念，以博物的观点及古典文献学观点，来认识《本经》这部著作是十分有远见的。

《神农本经校注》一书，莫氏吸收明清以来最好的校本、辑本、注释本，力求校勘正误，恢复《本经》的原貌。对有争议的 41 种药物论说，是通过对药物形、音、义训诂处理，予以释名、释义，鉴别那些容易混淆的药物，体现了莫氏较深厚的文献学养。

（1）校勘用语简洁全面

①莫氏校勘用语分布于《本经》正文相关字词后。如卷上远志条，注云：叶，当为"苗"之误；细辛条"欬逆上气"，注云：徐本无"上气"二字，顾尚之校本也无。

石斛条"一名林兰"注：《纲目》又有"禁生"一名；黄连条"一名王连"注：《御览》引《广雅》同；卷中营实条"久服轻身，益气"注："久服"以下六字，从顾本补；卷下夏枯草"味苦辛寒"注：卢本作"微"，今从顾本、徐本改。文中若无有案语条目，则直接出在正文后，如卷中山茱萸条"一名属枣"注：一曰属酸枣。泉谓当名蜀棘，以其有刺故也。

以上举例可以看出，莫氏底本基本保持同卢本、顾本相近性，但仍选用其他专著校本，或类书校本来校勘异文，并且校勘用语并没有占多大的篇幅，具有全面而简洁的特点。

②注意《本经》正文勘正研究：该书多处校语有关《本经》原文衍脱情况记载，莫氏已注意到，由于历史原因，致使引用文献中《本经》与《别录》文相混已久，并有多条《纲目》以《别录》文为《本经》文，或《本经》文为《别录》文的错误，但苦于没见到宋代早期《证类》

的本子，故仍难于辨认定度，只能以"《纲目》出《证类》"代之，或借用顾本校语"依明万历本"、"元大德本已如此"，无奈之语。时至今日，虽然我们能看到卷子本《本草经集注》《唐修本草》及宋、金、元《证类》系统等，但我们对《本经》辑注工作仍然是一项要求知识全面、资料复杂、版本性强的工作，正是今后古籍本草应继续努力的方向。

（2）用民俗训诂，通俗易懂

清代乾嘉学派的形成，推动了文字学的发展，尤其是段玉裁对《说文》的注释研究，带动一批文人重视医经训诂学研究。莫氏对药物名称训诂，除一般形、声、义训释外，尤其注重民俗、方言训诂学的探讨。如卷下石南条案："南"即"男"，"女子思南，男子补肾治阴衰，有友人服此数年，六十生子"。又卷上白蒿说："即蓬蒿菜，湖俗二月二，蚕妇多采蓬花著发间，祝曰：养蚕好。盖《国风》采蘩之遗义。"又"五月五采茎叶，悬门"。莫氏结合民俗习惯，以言其白蒿非菵蒿之证明。又如《本经》药名多释以当地俗名，突出本草地域性特征。如沙参－山萝卜；马刀－东海夫人；蛴螬－地蚕虫；衣鱼－囊鱼；蜣螂－铁甲将军等。

（3）用方言训诂发展了声训研究

如"麻蕡"条。麻蕡，即今桑科植物大麻的果实。在"麻蕡说"中，莫氏就大麻开花时的形态描述：陶隐居以

"蕡"为勃，并认为《本经》"蕡"指以初未成之蕊与已结成之实，皆可采以入药也。这种认识符合《药典》记载。

莫氏对《本经》"'麻花上勃勃者'，'花'字疑本作'莩'"提出了自己的观点：勃、蕡二字是声转通假，蕊通勃。又《正字通》："勃，花蕊也，通作勃。"故蕊通勃。"莩"字，从植物形态上，《玉篇》释莩为凡将结子之称。《尔雅》"芺蓟，其实莩"，郭注："芺与蓟茎头皆有蓊苔名莩，莩即其实，音俘。"莩是将结子之蕡，勃同义。又提出"莩与蕊亦可通"的观点："蕊"字古读如累切、如垒切，而莫氏补充湖州释"蕊"音"二（音鄂）"，运用方言音训，而鄂、华、莩三字，均在鱼部韵于字声系，使蕊、莩二字形成了文义及音义上的通假关系。通过勃、蕡、蕊、莩四字训诂，使人能够完整认识到"麻蕡"将结子之状态。以上体现了莫氏在《本经》释名中，充分利用方言及文字形义训诂的方法认识"麻蕡"植物属性。

三、影响与局限性

《神农本经校注》一书问世已近民国，时局更迭剧烈，中西文化冲撞，中医事业发展之窘况，影响了该书的发行流传。据《中国中医古籍总目》所示，《神农本经校注》一书仅为家刻本流传，分别收藏于江苏、浙江、四川及北京等地。然而它的研究价值逐渐得到后世重视，如《续修四库全书》评价"若考论之长，在清季诸书中，可谓佼佼矣"。它又是后世研究《本经》课题不可忽视的专著，如马继兴主编《神农本草经辑注》引用该书多条校语。

本书历史局限性：没有看到保留完整的《本经》原文的《证类》早期刊本（金刻本、元刻本）及卷子本《本草经集注》，故不能正确辑出《本经》原文，仍然有《别录》文混入，个别据改有嫌牵强。有些训释，古贤言论已明确，而莫氏又重复说解，显得过于烦琐。

总之，我们整理研究《神农本草经》是一项长期的、不断加深认识的过程，《神农本经校注》能很好地将中医药学知识与古汉语知识相结合，对于中医药人员学习古代药学知识，以及发掘《神农本草经》的深层信息有积极的现实意义。

总 书 目

本　草